Gemeinfaßliche Belehrung

über

die nach dem Viehseuchengesetze vom
26. Juni 1909 der Anzeigepflicht
unterliegenden Seuchen.

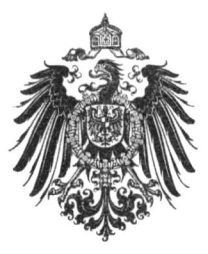

Springer-Verlag Berlin Heidelberg GmbH
1912.

ISBN 978-3-662-23656-7 ISBN 978-3-662-25742-5 (eBook)
DOI 10.1007/978-3-662-25742-5

Inhaltsverzeichnis.

	Seite
Einleitung	7
1. Milzbrand, Rauschbrand, Wild- und Rinderseuche	11
a. Milzbrand	11
Wesen und Weiterverbreitung	11
Krankheitsmerkmale an den lebenden Tieren	12
Krankheitsmerkmale an den toten Tieren	13
b. Rauschbrand	13
Wesen und Weiterverbreitung	13
Krankheitsmerkmale an den lebenden Tieren	14
Krankheitsmerkmale an den toten Tieren	14
c. Wild- und Rinderseuche	14
Wesen und Weiterverbreitung	14
Krankheitsmerkmale an den lebenden Tieren	15
Krankheitsmerkmale an den toten Tieren	15
Anzeigepflicht und Maßnahmen vor polizeilichem Einschreiten bei Milzbrand, Rauschbrand und Wild- und Rinderseuche	16
Impfung bei Milzbrand und Rauschbrand	17
Übertragbarkeit des Milzbrandes auf den Menschen	17
2. Tollwut	18
Wesen und Weiterverbreitung	18
Krankheitsmerkmale an den lebenden Tieren	18
Krankheitsmerkmale an den toten Tieren	20
Anzeigepflicht und Maßnahmen vor polizeilichem Einschreiten	21
Übertragbarkeit auf den Menschen	22
3. Rotz	22
Wesen und Weiterverbreitung	22
Krankheitsmerkmale an den lebenden Tieren	23
Krankheitsmerkmale an den toten Tieren	24
Anzeigepflicht und Maßnahmen vor polizeilichem Einschreiten	25
Übertragbarkeit auf den Menschen	25
4. Maul- und Klauenseuche	26
Wesen und Weiterverbreitung	26
Krankheitsmerkmale an den lebenden Tieren	27
Krankheitsmerkmale an den toten Tieren	28
Anzeigepflicht und Maßnahmen vor polizeilichem Einschreiten	29
Verhütung der Einschleppung	29
Übertragbarkeit auf den Menschen	30

	Seite
5. Lungenseuche des Rindviehs	30
Wesen und Weiterverbreitung	30
Krankheitsmerkmale an den lebenden Tieren	30
Krankheitsmerkmale an den toten Tieren	31
Anzeigepflicht und Maßnahmen vor polizeilichem Einschreiten	31
Impfung	32
6. Pockenseuche der Schafe	32
Wesen und Weiterverbreitung	32
Krankheitsmerkmale an den lebenden Tieren	32
Krankheitsmerkmale an den toten Tieren	33
Anzeigepflicht und Maßnahmen vor polizeilichem Einschreiten	33
Impfung	33
7. Beschälseuche der Pferde und Bläschenausschlag der Pferde und des Rindviehs	34
a. Beschälseuche	34
Wesen und Weiterverbreitung	34
Krankheitsmerkmale an den Pferden	34
b. Bläschenausschlag	35
Wesen und Weiterverbreitung	35
Krankheitsmerkmale an den Pferden und Rindern	36
Unterscheidung des Bläschenausschlags und des ansteckenden Scheidenkatarrhs	36
Anzeigepflicht und Maßnahmen vor polizeilichem Einschreiten bei der Beschälseuche und dem Bläschenausschlage	36
Verhütung der Einschleppung	37
8. Räude der Einhufer und der Schafe	37
Wesen und Weiterverbreitung	37
Krankheitsmerkmale an den Tieren	37
Anzeigepflicht und Maßnahmen vor polizeilichem Einschreiten	38
Behandlung	39
Übertragbarkeit der sarcoptes-Räude auf den Menschen	39
9. Schweineseuche und Schweinepest	39
a. Schweineseuche	39
Wesen und Weiterverbreitung	39
Krankheitsmerkmale an den lebenden Tieren	39
Krankheitsmerkmale an den toten Tieren	40
Schweineseuche im Sinne des Viehseuchengesetzes	40
Vermischung der Schweineseuche mit der Schweinepest und anderen Erkrankungen	41
b. Schweinepest	41
Wesen und Weiterverbreitung	41
Krankheitsmerkmale an den lebenden Tieren	42
Krankheitsmerkmale an den toten Tieren	43

	Seite
Anzeigepflicht und Maßnahmen vor polizeilichem Einschreiten bei Schweineseuche und Schweinepest	43
Verhütung der Einschleppung der Schweineseuche und der Schweinepest	44
10. Rotlauf der Schweine einschließlich des Nesselfiebers (Backsteinblattern)	44
Wesen und Weiterverbreitung	44
Krankheitsmerkmale an den lebenden Tieren	45
Krankheitsmerkmale an den toten Tieren	46
Anzeigepflicht und Maßnahmen vor polizeilichem Einschreiten	46
Impfung und sonstige Maßnahmen zur Verhütung des Rotlaufs	46
11. Geflügelcholera und Hühnerpest	47
a. Geflügelcholera	47
Wesen und Weiterverbreitung	47
Krankheitsmerkmale an den lebenden Tieren	47
Krankheitsmerkmale an den toten Tieren	48
b. Hühnerpest	48
Wesen und Weiterverbreitung	48
Krankheitsmerkmale an den lebenden Tieren	48
Krankheitsmerkmale an den toten Tieren	49
Anzeigepflicht und Maßnahmen vor polizeilichem Einschreiten bei Geflügelcholera und Hühnerpest	49
Verhütung der Einschleppung der Geflügelcholera und der Hühnerpest	49
12. Tuberkulose des Rindviehs	50
Wesen und Weiterverbreitung	50
Krankheitsmerkmale an den Rindern	51
Anzeigepflicht und Maßnahmen vor polizeilichem Einschreiten	52
Verhütung der Einschleppung und freiwillige Maßnahmen zur Bekämpfung	52

Einleitung.

Das Viehseuchengesetz vom 26. Juni 1909 (Reichs-Gesetzbl. S. 519) regelt die Bekämpfung übertragbarer Viehseuchen innerhalb des gesamten Gebiets des Deutschen Reichs. Es umfaßt einerseits die Abwehr der Einschleppung aus dem Ausland, anderseits die Bekämpfung im Inlande. Nur die Abwehr und Unterdrückung der Rinderpest ist in einem besonderen Gesetze — dem Gesetze, betreffend Maßregeln gegen die Rinderpest vom 7. April 1869 (Bundes-Gesetzbl. S. 105) — behandelt.

Zur Abwehr übertragbarer Viehseuchen aus dem Ausland sind im Viehseuchengesetze Verbote und Beschränkungen der Einfuhr von Tieren, tierischen Erzeugnissen usw. aus dem Ausland, ferner Beschränkungen des Verkehrs mit Tieren, tierischen Erzeugnissen usw. in den Grenzbezirken des Reichs vorgesehen.[1]

Zur Unterdrückung übertragbarer Viehseuchen im Inland dient eine Reihe von Maßnahmen, deren wichtigste die Anzeigepflicht ist. Diese erstreckt sich auf:

1. Milzbrand, Rauschbrand, Wild- und Rinderseuche;
2. Tollwut;
3. Rotz;
4. Maul- und Klauenseuche;
5. Lungenseuche des Rindviehs;
6. Pockenseuche der Schafe;
7. Beschälseuche der Pferde, Bläschenausschlag der Pferde und des Rindviehs;
8. Räude der Einhufer und der Schafe;
9. Schweineseuche, sofern sie mit erheblichen Störungen des Allgemeinbefindens der erkrankten Tiere verbunden ist, und Schweinepest;

---

[1] Eine Zusammenstellung der Verbote und Beschränkungen der Einfuhr von Tieren, tierischen Erzeugnissen usw. aus dem Ausland (wie der entsprechenden Anordnungen des Auslandes gegenüber dem Deutschen Reiche) wird jeweils in dem vom Kaiserlichen Gesundheitsamte bearbeiteten »Jahresbericht über die Verbreitung von Tierseuchen im Deutschen Reiche« mitgeteilt und erscheint auch als Sonderabdruck im Buchhandel (Verlag von Julius Springer in Berlin W 9, Linkstraße 23/24).

10. Rotlauf der Schweine einschließlich des Nesselfiebers (Backsteinblattern);
11. Geflügelcholera und Hühnerpest;
12. äußerlich erkennbare Tuberkulose des Rindviehs, sofern sie sich in der Lunge in vorgeschrittenem Zustand befindet oder Euter, Gebärmutter oder Darm ergriffen hat.

Der Reichskanzler ist befugt, die Anzeigepflicht auch für andere Seuchen einzuführen und für einzelne Seuchen wieder aufzuheben (§ 10 des Gesetzes).

Auf Grund dieser Befugnis hat der Reichskanzler bisher die Anzeigepflicht noch für folgende Seuchen eingeführt:
1. Influenza der Pferde im Gesamtgebiete des Reichs;
2. Gehirn-Rückenmarkentzündung (Bornasche Krankheit) der Pferde in der preußischen Provinz Sachsen, im Königreiche Sachsen und Herzogtume Sachsen-Altenburg, im Bereiche der beiden letzteren auch für die Gehirnentzündung der Pferde;
3. Druse der Pferde in der Provinz Ostpreußen und in dem Regierungsbezirke Stade;
4. ansteckenden Scheidenkatarrh der Rinder im Herzogtume Sachsen-Altenburg.

Bricht eine Seuche aus, auf die sich die Anzeigepflicht erstreckt, oder zeigen sich Erscheinungen, die den Ausbruch einer solchen Seuche befürchten lassen, so hat der Besitzer des betroffenen Viehes unverzüglich der Polizeibehörde oder einer anderen Stelle, die von der Landesregierung bekanntgegeben worden ist, Anzeige zu erstatten, auch die kranken und verdächtigen Tiere von Orten, an denen die Gefahr der Ansteckung fremder Tiere besteht, fernzuhalten.

Die gleichen Pflichten hat derjenige zu erfüllen, der als Vertreter des Besitzers der Wirtschaft vorsteht, ferner derjenige, der mit der Aufsicht über Vieh an Stelle des Besitzers beauftragt ist oder der als Hirt, Schäfer, Viehwärter, Senne entweder Vieh von mehreren Besitzern oder solches Vieh eines Besitzers, das sich seit mehr als vierundzwanzig Stunden außerhalb der Feldmark des Wirtschaftsbetriebs des Besitzers befindet, in Obhut hat. Die gleichen Pflichten haben bezüglich der auf dem Transporte befindlichen Tiere deren Begleiter und bezüglich der in fremdem Gewahrsam befindlichen Tiere der Besitzer der betreffenden Gehöfte, Stallungen, Koppeln oder Weideflächen zu erfüllen.

Zur unverzüglichen Anzeige sind auch die Tierärzte und alle Personen verpflichtet, die sich mit der Ausübung der Tierheilkunde oder gewerbsmäßig mit der Kastration von Tieren beschäftigen. Diese Anzeigepflicht obliegt auch den Fleischbeschauern einschließlich der Trichinenschauer, ferner denjenigen Personen, die das Schlächtergewerbe betreiben sowie solchen Personen, die sich gewerbsmäßig mit der Bearbeitung, Verwertung oder Beseitigung geschlachteter, getöteter oder verendeter Tiere oder tierischer Bestandteile beschäftigen. Die Anzeigepflicht besteht für die in diesem Absatz genannten Personen jedoch nur dann, wenn sie von dem Ausbruch einer der Anzeigepflicht unterliegenden Seuche oder von Erscheinungen, die den Ausbruch einer solchen Seuche befürchten lassen, Kenntnis erhalten, bevor ein polizeiliches Einschreiten stattgefunden hat (§ 9 des Gesetzes).

Wer vorsätzlich die ihm obliegende Anzeige unterläßt oder länger als vierundzwanzig Stunden, nachdem er von der anzuzeigenden Tatsache Kenntnis erhalten hat, verzögert, wird mit Gefängnis bis zu zwei Jahren, woneben auf eine Geldstrafe bis zu 1 500 M erkannt werden kann, oder mit Geldstrafe von 15 bis 3 000 M bestraft. Handelt es sich um Fahrlässigkeit, so tritt Geldstrafe von 10 bis 150 M oder Haft nicht unter 1 Woche ein. Die Strafverfolgung wegen Unterlassung oder Verzögerung der Anzeige tritt nicht ein, wenn die Anzeige von einem anderen Verpflichteten rechtzeitig gemacht worden ist (§ 74 Abs. 1 Nr. 2 und § 75 des Gesetzes).

Außerdem fällt der Anspruch auf Entschädigung für Viehverluste weg, wenn der Besitzer der Tiere oder der Vorsteher der Wirtschaft, der die Tiere angehören oder der mit der Aufsicht über die Tiere an Stelle des Besitzers Beauftragte vorsätzlich oder fahrlässig die ihm obliegende Anzeige unterläßt oder länger als vierundzwanzig Stunden, nachdem er von der anzuzeigenden Tatsache Kenntnis erhalten hat, verzögert, es sei denn, daß die Anzeige von einem anderen Verpflichteten rechtzeitig gemacht worden ist. Der Anspruch auf Entschädigung fällt ferner weg, wenn dem Besitzer oder dessen Vertreter die Nichtbefolgung oder Übertretung der angeordneten Schutzmaßregeln zur Abwehr der Seuchengefahr zur Last fällt.

Eine Entschädigung für Viehverluste ist nach dem Viehseuchengesetze, vorbehaltlich der darin bezeichneten Ausnahmen, zu gewähren für Tiere, die auf polizeiliche Anordnung getötet oder nach dieser Anordnung an derjenigen Krankheit gefallen sind, die zu der Anordnung Veranlassung gegeben hat, ferner für Tiere, von denen anzunehmen ist, daß sie infolge einer polizeilich angeordneten Impfung eingegangen sind. Außerdem hat eine Entschädigung stattzufinden für Tiere, die nach rechtzeitig erstatteter Anzeige an Rotz oder Lungenseuche gefallen sind, wenn die Voraussetzungen gegeben waren, unter denen die polizeiliche Anordnung der Tötung erfolgen muß; schließlich für Rinder und Pferde, die an Milzbrand oder Rauschbrand gefallen sind oder an denen nach dem Tode eine dieser Krankheiten festgestellt worden ist. Der Entschädigung wird der gemeine Wert des Tieres zugrunde gelegt, und zwar, abgesehen von der Tuberkulose im Sinne des Gesetzes, ohne Rücksicht auf den Minderwert, den das Tier dadurch erlitten hat, daß es von der Seuche ergriffen oder der Impfung unterworfen worden ist. Die Entschädigung beträgt bei den mit Rotz behafteten Tieren drei Viertel, bei den mit Milzbrand, Rauschbrand, Lungenseuche oder Tuberkulose im Sinne des Gesetzes behafteten Tieren vier Fünftel, im übrigen die volle Höhe des in der angegebenen Weise berechneten Wertes.

Die Bundesstaaten haben das Recht, weitergehende Entschädigungen für Viehverluste zu gewähren. Von diesem Rechte ist auch vielfach Gebrauch gemacht worden, so daß hinsichtlich dieser Frage die einschlägigen Bestimmungen der Landesgesetzgebung zu beachten sind.

In dem nachfolgenden Abschnitt sind das Wesen, die Art der Weiterverbreitung und die Erkennungsmerkmale der nach dem Viehseuchengesetze vom 26. Juni 1909 der Anzeigepflicht unterliegenden Seuchen sowie die Maßnahmen angegeben, die bei den einzelnen Seuchen noch vor dem polizeilichen Einschreiten durchzuführen sind. Bei einzelnen Seuchen sind auch die Impfung und die Übertragbarkeit der Krankheit auf den Menschen, soweit eine solche in Frage kommt, ferner diejenigen Vorbeugungsmaßregeln zur Verhütung der Einschleppung der Krankheit berücksichtigt, zu deren Durchführung der Besitzer in der Lage ist. Hervorgehoben sei, daß die Anzeige und die Durchführung der Maßnahmen vor dem polizeilichen Einschreiten nicht nur beim Ausbruch einer Seuche, sondern auch beim Verdacht eines Seuchenausbruchs, d. h. beim Vorliegen von Krankheitserscheinungen, die den Ausbruch einer Seuche befürchten lassen, zu erfolgen haben. Der Verdacht eines Seuchenausbruchs besteht, wenn nicht sämtliche, sondern nur ein Teil der eine Seuche kennzeichnenden Krankheitsmerkmale bei einem oder mehreren Tieren wahrnehmbar sind. Die Maßnahmen nach amtlicher Feststellung einer Seuche oder des Verdachts eines Seuchenausbruchs sind hier nicht berücksichtigt. Diese werden im Einzelfalle von der Polizeibehörde, in eiligen Fällen schon vor polizeilichem Einschreiten von dem beamteten Tierarzt, auf Grund des Viehseuchengesetzes und der zu seiner Ausführung erlassenen Vorschriften des Bundesrats und der Landesbehörden angeordnet.

1. Milzbrand, Rauschbrand, Wild- und Rinderseuche.

a. Milzbrand.

Wesen und Weiterverbreitung.

Der Milzbrand ist eine ansteckende, durch den Milzbrandbazillus verursachte, schnell verlaufende Krankheit. Er kommt bei den Haustieren und beim Wilde (Rot- und Damwild), ferner bei wilden Tieren (Menagerietieren) vor und kann von den Tieren auch auf den Menschen übertragen werden. Am häufigsten erkranken am Milzbrand von den Haustieren das Rind und das Schaf, seltener sind Fälle beim Pferde, beim Schweine, bei der Ziege und beim Hunde.

Die Milzbrandbazillen sind im Blute der erkrankten Tiere enthalten. Sie können ausnahmsweise von Tier zu Tier durch den Gebrauch von Instrumenten, mit denen blutige Operationen vorgenommen wurden (z. B. Aderlaßinstrumenten), ferner durch die Aufnahme von Fleisch oder Blut geschlachteter oder verendeter Tiere oder auf ähnliche Weise übertragen werden. Gewöhnlich erfolgt aber die Weiterverbreitung nicht von Tier zu Tier, sondern durch Zwischenträger (Futter, Streu usw.), die mit den Dauerformen der Milzbranderreger, den Milzbrandsporen, behaftet sind. Die außerordentlich widerstandsfähigen Milzbrandsporen können sich im Freien aus Milzbrandbazillen entwickeln, die aus dem Körper lebender oder toter milzbrandkranker Tiere mit blutigen Abgängen nach außen gelangten. Aus diesem Grunde müssen nicht nur die Kadaver milzbrandkranker Tiere, sondern auch die blutigen Abgänge sowie Gegenstände, die durch sie beschmutzt wurden, einschließlich des beschmutzten Bodens, mit Sorgfalt unschädlich beseitigt werden. Es gibt ganze Gegenden und einzelne Wiesen und Weiden, wo sich die Milzbranderreger im Boden zu erhalten und zu vermehren vermögen (Milzbranddistrikte, Milzbrandweiden). Solchen Örtlichkeiten ist gemeinsam, daß sie infolge sumpfiger Beschaffenheit oder häufiger Überschwemmungen dauernd feucht sind oder einen hohen Grundwasserstand besitzen. Die Beseitigung der Milzbrandgefahr ist hier durch Entwässerung und durch Bach- oder Flußregulierung möglich.

Außer durch die blutigen Abgänge milzbrandkranker Tiere können Milzbranderreger auf Wiesen und Weiden durch das Abwasser und andere Abgänge aus Gerbereien, in denen sogenannte Wildhäute verarbeitet werden, und durch Knochen- und Haardünger verschleppt werden, der aus Ländern ohne geregelte Veterinärpolizei stammt. Untersuchungen haben gezeigt, daß an den genannten Häuten und an dem Knochen- und Haardünger der bezeichneten Herkunft Milzbrandsporen haften können.

Durch Futter von Örtlichkeiten, auf denen sich Milzbranderreger befinden, kann der Milzbrand übertragen werden. Die Übertragung kann auch stattfinden, wenn den bestehenden Vorschriften zuwider Kartoffeln oder Rüben an Stellen eingemietet werden, an denen Milzbrandkadaver, und sei es auch vor Jahren, verscharrt wurden, oder wenn Erde, Sand oder Kies von solchen Kadaververscharrungsplätzen in Ställe, auf Hofräume oder Wege gebracht werden.

Endlich ist der Milzbrand auch schon durch Körnerfrüchte (Hafer), Kleie, Ölkuchen und andere aus dem Ausland stammende Futtermittel verschleppt worden.

Der Milzbrand tritt in einem Bestand entweder vereinzelt oder gehäuft (seuchenartig) auf.

Krankheitsmerkmale an den lebenden Tieren.

Die Erscheinungen des Milzbrandes an den lebenden Tieren sind verschieden je nach dem Verlaufe der Krankheit. Die Tiere können plötzlich im Stalle, auf der Weide oder während der Arbeit schwer erkranken und schon nach wenigen Minuten wie vom Schlage getroffen zugrunde gehen (schlagartiger Milzbrand). In anderen Fällen dauert der Milzbrand mehrere Stunden bis zu einem Tage (akuter Milzbrand). Hierbei zeigen die Tiere ohne nachweisbare Ursache plötzlich große Mattigkeit, Benommenheit, Muskelzittern, gesträubtes Haar, Appetitmangel, fehlendes Wiederkauen, zuweilen Leibschmerzen, leichtes Aufblähen und im weiteren Verlauf oft blutigen Durchfall oder blutige Ausflüsse aus den natürlichen Körperöffnungen. Die Körperwärme der Tiere ist fieberhaft gesteigert; bei Kühen versiegt die Milch plötzlich. Endlich kann der Milzbrand einen langsameren Verlauf nehmen und erst nach 2 bis 7 Tagen zum Tode führen (subakuter Milzbrand). Bei diesem Verlaufe beobachtet man außer den bereits geschilderten Krankheitserscheinungen rasche Abmagerung, fortschreitenden Verfall der Kräfte und zuweilen Kolikschmerzen; bei Schweinen wird vielfach eine ein- oder doppelseitige Schwellung des Halses mit Atemnot und schnarchendem Atemgeräusch beobachtet.

Veränderungen an der äußeren Haut können fehlen. Anderseits können sich auch Anschwellungen in der Haut (sogenannte Milzbrandkarbunkel) entwickeln, die anfänglich heiß und schmerzhaft, später aber kalt und schmerzlos sind.

Das Rind erkrankt in der Regel an akutem Milzbrande. Außerdem kommen aber beim Rinde, besonders im Beginne des seuchenartig auftretenden Milzbrandes, vereinzelte Fälle von schlagartigem Verlaufe vor. Auffallenderweise werden vom schlagartigen Milzbrand hauptsächlich sehr gut genährte Tiere betroffen. Beim Schafe wird am häufigsten der schlagartige Milzbrand, dagegen sehr selten die subakute Form beobachtet. Die akute Form des Milzbrandes dauert beim Schafe in der Regel nur 1 bis 2 Stunden, häufig noch erheblich kürzere Zeit. Das Pferd erkrankt gewöhnlich an akutem oder subakutem Milzbrande. Beim Schweine kommt außer akutem oder subakutem Milzbrand auch sogenannter lokaler Milzbrand zur Beobachtung, bei dem die Milzbrandansteckung sich auf einzelne Teile (Darm und Gekrösdrüsen) beschränken und auffällige Krankheitserscheinungen fehlen können.

Krankheitsmerkmale an den toten Tieren.

Bei toten milzbrandkranken Tieren findet man folgende Veränderungen, die einzeln oder gleichzeitig nebeneinander bestehen können: blutige Abgänge aus dem After, Schwellung und schwarzrote Färbung der ganzen oder eines Teiles der Milz, ungeronnene, teerartige Beschaffenheit des Blutes, blaurote Verfärbung eines Abschnitts oder des ganzen Dünndarmes, Schwellung der Gekrösdrüsen und anderer Lymphdrüsengruppen, Blutungen in den Lymphdrüsen, unter dem Bauch- und Brustfell und namentlich unter dem Herzüberzuge sowie im Herzen, blutig-wässerige Ergießungen an verschiedenen Körperstellen, gallertige Beschaffenheit der um den Eingang in den Kehlkopf oder in der ganzen Umgebung des Kehlkopfes gelegenen Weichteile. Letzteres ist insbesondere bei Schweinen der Fall und nicht selten die einzige in die Augen fallende Veränderung.

b. Rauschbrand.

Wesen und Weiterverbreitung.

Der Rauschbrand ist eine ansteckende, durch den Rauschbrandbazillus verursachte, schnell verlaufende Krankheit des Rindviehs. Hauptsächlich erkranken Rinder im Alter von $1/4$ bis zu 4 Jahren. Durch Impfung läßt sich die Krankheit auf die Ziege und das Schaf übertragen. Ihr Vorkommen beim Pferde ist noch nicht sicher festgestellt. Der Mensch ist für den Rauschbrand nicht empfänglich.

Der Rauschbrand stimmt mit dem Milzbrand darin überein, daß er unter natürlichen Verhältnissen nicht unmittelbar von Tier zu Tier übertragen wird, und daß sein Vorkommen an bestimmte Örtlichkeiten (Rauschbranddistrikte) gebunden ist. Der Bazillus des Rauschbrandes bildet wie der Bazillus des Milzbrandes Sporen und vermag sich unter ähnlichen Verhältnissen wie dieser im Freien zu erhalten. Die Erkrankung der Rinder erfolgt hauptsächlich auf der Weide.

Das einmalige Überstehen des Rauschbrandes schützt gegen eine wiederholte Ansteckung.

Krankheitsmerkmale an den lebenden Tieren.

Der Rauschbrand ist in den meisten Fällen durch das Auftreten von Anschwellungen gekennzeichnet, die unter der Haut liegen, gashaltig sind und deshalb beim Darüberstreichen mit den Fingern knistern (»rauschen«). Die Anschwellungen sind zuerst klein und sehr schmerzhaft, breiten sich jedoch rasch aus und können in wenigen Stunden einen starken Umfang erreichen. Die Haut über starken Anschwellungen kann in der Mitte auffällig kühl und unempfindlich werden (Brand). Die Rauschbrandanschwellungen treten an den Oberschenkeln, am Halse, an der Schulter, unter der Brust und in der Lenden- und Kreuzbeingegend auf. Entweder gleichzeitig mit den Anschwellungen oder schon vor ihrem Auftreten zeigen die Tiere die Erscheinungen einer schweren Allgemeinerkrankung: Appetitmangel, Aufhören des Wiederkauens und Mattigkeit. Wenn sich die Anschwellungen an den Gliedmaßen entwickeln, gehen die Tiere lahm. Die Krankheit endigt in der Regel nach 24 bis 72 Stunden mit dem Tode.

Krankheitsmerkmale an den toten Tieren.

Die Haut über den Rauschbrandanschwellungen kann trocken, pergamentartig sein. Die Weichteile unter der Haut (Bindegewebe, Muskelfleisch) sind mit blutiger Flüssigkeit getränkt, die Gasblasen enthält; oft finden sich in den Weichteilen große Spalten, die mit Gas und blutiger Flüssigkeit gefüllt sind. Das betroffene Muskelfleisch ist schwarzrot und brüchig. Die Lymphdrüsen, die in der Nachbarschaft der Rauschbrandanschwellungen ihren Sitz haben, sind groß, weich und auf dem Durchschnitt dunkelrot. In der Bauchhöhle, den Brustfellsäcken und dem Herzbeutel findet sich blutige Flüssigkeit. Die Milz ist in der Regel nicht vergrößert, zuweilen aber stärker mit Blut gefüllt und dann bläulichrot und etwas größer als unter gewöhnlichen Verhältnissen. Endlich finden sich Blutungen in verschiedenen Organen. Das Blut ist, im Gegensatze zum Milzbrand, geronnen.

c. Wild- und Rinderseuche.
Wesen und Weiterverbreitung.

Die Wild- und Rinderseuche ist eine ansteckende, schnell verlaufende Krankheit, die durch den Wild- und Rinderseuchebazillus verursacht wird. Sie befällt Rot-, Dam- und Schwarzwild sowie Rinder, seltener Pferde und Hausschweine. Erkrankungen bei den Haustieren kommen im allgemeinen nicht häufig zur Beobachtung. Der Mensch ist für die Erkrankung an Wild- und Rinderseuche nicht empfänglich.

Die Wild- und Rinderseuche hat wie der Milzbrand und der Rauschbrand die Eigentümlichkeit, daß ihr gewöhnliches Vorkommen an bestimmte Gegenden gebunden ist. Sie ist insbesondere beobachtet worden in Preußen in den Regierungsbezirken Posen, Bromberg, Marienwerder und in Bayern in den Regierungsbezirken Niederbayern, Oberbayern, Schwaben. Eine unmittelbare Übertragung von Tier zu Tier ist auch bei der Wild- und Rinderseuche unter natürlichen Verhältnissen noch nicht beobachtet worden.

Krankheitsmerkmale an den lebenden Tieren.

Die Wild- und Rinderseuche tritt entweder in Form einer Lungenbrustfellentzündung (Brustform) oder als eine schwere Allgemeinerkrankung mit Anschwellung der Haut und des Unterhautbindegewebes an verschiedenen Körperteilen (Hautform) auf. Bei der Brustform der Wild- und Rinderseuche, die in der Regel nach einer Dauer von 5 bis 8 Tagen zum Tode führt, sind Atembeschwerden, bei der Hautform, die schon nach 6 bis 36 Stunden mit dem Tode endigt, Anschwellungen am Kopfe, Halse und Triele die Haupterscheinungen der Krankheit. Die Anschwellungen, die sich bei der Hautform der Wild- und Rinderseuche zeigen, sind heiß, schmerzhaft und bretthart. Außer der Haut und Unterhaut kann auch die Zunge so stark geschwollen sein, daß sie aus dem Maule heraushängt. Weitere Krankheitserscheinungen sind hohes Fieber, Appetitmangel, große Mattigkeit und gegen das Ende der Krankheit Atemnot und Kolikerscheinungen. Die Rinder erkranken gewöhnlich an der Hautform, das Wild dagegen an der Brustform der Seuche.

Krankheitsmerkmale an den toten Tieren.

Bei der Brustform der Wild- und Rinderseuche sind Brustfell und Lungen entzündet. Die Brustfellsäcke sind mit Flüssigkeit gefüllt, in der sich gelbe Flocken befinden. Das Brustfell, gewöhnlich auch der Herzbeutel, ist mit abziehbaren Belägen versehen. Die Lungen sind groß und fallen nach der Herausnahme aus dem Brustkorb nicht zusammen; sie sind außerdem schwer und fühlen sich fest an, etwa wie Leber. Auf dem Durchschnitt sind die Lungen gerötet; das zwischen den Lungenläppchen gelegene Gewebe ist wässerig und blutig getränkt. Die an der Luftröhre und zwischen den Lungen gelegenen Lymphdrüsen sind vergrößert. Die Schleimhaut des Labmagens und des Darmes ist dick und gerötet. Endlich finden sich Blutungen in vielen Organen. Bei der Hautform der Seuche sind Haut und Unterhaut an den angeschwollenen Körperteilen mit Flüssigkeit und Blut stark getränkt. Die nachbarlichen Lymphdrüsen sind vergrößert. Ferner können die Zunge und die in der Umgebung des Einganges in den Kehlkopf gelegenen Weichteile angeschwollen sein. Sehr oft verläuft die Seuche, namentlich beim Wilde, äußerst schnell. In diesen Fällen sind Lungen und Haut nicht erkrankt; dagegen finden sich Blutungen in vielen Organen, auch sind die Lymphdrüsen vergrößert. Bei keiner Form der Wild- und Rinderseuche ist die Milz auffällig vergrößert. Ferner ist das Blut, im Gegensatze zum Milzbrand, geronnen.

Anzeigepflicht und Maßnahmen vor polizeilichem Einschreiten bei Milzbrand, Rauschbrand und Wild- und Rinderseuche.

Wenn ein Tier unter Erscheinungen des Milzbrandes, Rauschbrandes oder der Wild- und Rinderseuche oder unter Erscheinungen, die den Ausbruch einer dieser Seuchen befürchten lassen, erkrankt, so ist unverzüglich der Polizeibehörde[1]) Anzeige zu machen, auch sind die kranken und verdächtigen Tiere von Orten, an denen die Gefahr der Ansteckung fremder Tiere besteht, fernzuhalten. Das gleiche hat zu geschehen, wenn die Krankheitsmerkmale des Milzbrandes, Rauschbrandes oder der Wild- und Rinderseuche oder die Merkmale des Verdachts einer dieser Seuchen bei einem gefallenen oder getöteten Tiere gefunden werden (vgl. §§ 9, 10 des Viehseuchengesetzes.) Dieses Gesetz und die hierzu vom Bundesrat erlassenen Ausführungsvorschriften schreiben ferner folgendes vor:

Tiere, die an Milzbrand, Rauschbrand oder Wild- und Rinderseuche erkrankt oder einer dieser Seuchen verdächtig sind, dürfen nicht geschlachtet werden. Als Schlachtung gilt in diesen Fällen jede Tötung, bei der eine Blutentziehung stattfindet.

Heilversuche an milzbrand-, rauschbrand- oder wild- und rinderseuchekranken oder einer dieser Seuchen verdächtigen Tieren dürfen nur von Tierärzten vorgenommen werden. Auch die Vornahme blutiger Operationen an solchen Tieren ist nur Tierärzten gestattet und darf erst nach der Absonderung der Tiere stattfinden.

Für seuchenkranke oder einer der Seuchen verdächtige Tiere sind tunlichst eigene Wärter zu bestellen und besondere Futter- und Tränk-

---

[1]) Die Landesregierung kann anordnen, daß die Anzeige bei Milzbrand, Rauschbrand und Wild- und Rinderseuche sowie bei allen übrigen Seuchen statt der Polizeibehörde einer anderen, von ihr zu bezeichnenden Stelle zu machen ist.

geschirre sowie besondere Stallgerätschaften zu verwenden. Zur Wartung milzbrandkranker oder der Seuche verdächtiger Tiere dürfen Personen, die Verletzungen an den Händen oder an anderen unbedeckten Körperteilen haben, nicht verwendet werden. Auch dürfen die Räumlichkeiten, in denen sich solche Tiere befinden, von Personen mit bloßen Füßen nicht betreten werden.

Das Abhäuten der Kadaver gefallener milzbrand-, rauschbrand- oder wild- und rinderseuchekranker oder einer dieser Seuchen verdächtiger Tiere ist verboten. Beim Rauschbrand kann das Abhäuten mit behördlicher Genehmigung unter bestimmten Bedingungen gestattet werden. Eine Öffnung der Kadaver darf ohne polizeiliche Erlaubnis nur von Tierärzten oder unter deren Leitung vorgenommen werden. Bis zu ihrer amtlich anzuordnenden unschädlichen Beseitigung sind die Kadaver und Kadaverteile dicht zu bedecken und tunlichst unter sicherem Verschlusse so aufzubewahren, daß ihre Berührung durch Tiere oder Menschen und eine anderweitige Verschleppung von Krankheitskeimen nach Möglichkeit vermieden wird.

Impfung bei Milzbrand und Rauschbrand.

Durch Impfung mit bestimmten Impfstoffen können Tiere gegen die Erkrankung an Milzbrand und an Rauschbrand geschützt werden. Nach näherer Anordnung der Landesregierung kann die Impfung der für Milzbrand oder Rauschbrand empfänglichen Tiere, für die eine besondere Seuchengefahr vorliegt, polizeilich angeordnet werden. Solche Impfungen sind vom beamteten Tierarzt auszuführen. Schutzimpfungen, die nicht auf polizeiliche Anordnung erfolgen, dürfen nur von Tierärzten vorgenommen werden und sind von diesen alsbald der Polizeibehörde anzuzeigen. Mit ansteckungsfähigen Erregern des Milzbrandes geimpfte Tiere dürfen während einer Woche nach der Impfung nur mit polizeilicher Genehmigung ausgeführt oder, abgesehen von Notfällen, geschlachtet werden.

Übertragbarkeit des Milzbrandes auf den Menschen.

Der Milzbrand kann auf den Menschen durch unvorsichtigen Umgang mit milzbrandkranken Tieren oder deren Kadavern übertragen werden. Besonders gefährdet sind Personen, die Verletzungen, und seien sie auch noch so geringfügig, an den Händen oder an anderen unbedeckten Körperteilen haben oder die mit bloßen Füßen gehen.

Alljährlich erkranken zahlreiche Personen an Milzbrand namentlich infolge unvorsichtigen Umganges mit Milzbrandkadavern. Im Deutschen

Reiche haben sich in den Jahren 1901 bis 1910 auf diese Weise nach den Berichten der beamteten Tierärzte über 1 200 Menschen mit Milzbrand angesteckt, meist Fleischer und andere Personen, die beim Schlachten, Abhäuten und Verscharren von Milzbrandkadavern beschäftigt waren. In der Regel bringen die im Blute der milzbrandkranken Tiere enthaltenen Bazillen durch verletzte Hautstellen ein. Außerdem scheint aber beim Abhäuten der Kadaver eine Übertragung der Bazillen auch bei unverletzter Haut stattfinden zu können. Deshalb sind die Verbote der Schlachtung und des Abhäutens milzbrandkranker oder der Seuche verdächtiger Tiere schon wegen der für Menschen bestehenden Ansteckungsgefahr streng zu beachten. Ferner ist beim Transport und beim Verscharren von Milzbrandkadavern die größte Vorsicht anzuwenden.

Personen, die sich mit Milzbrand angesteckt haben (Auftreten von Anschwellungen an den Händen, Armen und im Gesichte), müssen sich unverzüglich in ärztliche Behandlung begeben. Denn bei rechtzeitig eingeleiteter ärztlicher Behandlung kann der Milzbrand beim Menschen einen noch günstigen Verlauf nehmen. Die Erkrankung eines Menschen an Milzbrand sowie jeder Fall, der den Verdacht dieser Krankheit erweckt, ist gemäß Bekanntmachung des Reichskanzlers vom 28. September 1909, die auf Grund des § 5 Abs. 2 des Reichsgesetzes, betreffend die Bekämpfung gemeingefährlicher Krankheiten, vom 30. Juni 1900 ergangen ist, unverzüglich der Polizeibehörde anzuzeigen.

2. Tollwut.

Wesen und Weiterverbreitung.

Die Tollwut ist eine ansteckende, durch einen noch nicht bekannten Ansteckungsstoff verursachte, schnell verlaufende Krankheit. Sie kommt am häufigsten beim Hunde vor, kann aber auch auf alle übrigen warmblütigen Tiere und auf den Menschen übertragen werden. Die Krankheit wird hauptsächlich durch den Biß wutkranker Hunde verbreitet. Außerdem kann sie durch den Biß wutkranker Katzen, Wölfe, Füchse usw. und dadurch übertragen werden, daß wutkranke Tiere wunde Stellen bei anderen Tieren (oder beim Menschen) belecken. Die Übertragung auf die angegebene Weise erklärt sich dadurch, daß der Ansteckungsstoff der Tollwut u. a. im Speichel der kranken Tiere enthalten ist.

Krankheitsmerkmale an den lebenden Tieren.

Bei Tieren, die den Ansteckungsstoff der Tollwut aufgenommen haben, vergeht eine verschieden lange Zeit (Inkubationszeit), ehe die Erscheinungen der Krankheit hervortreten. Beim Hunde pflegt die Krankheit erst etwa 3 bis 8 Wochen, bei der Katze 2 bis 4 Wochen, beim Rinde und Pferde 4 bis 8 Wochen, beim Schafe und bei der Ziege 3 bis 4 Wochen, beim Schweine 2 bis 3 Wochen, beim Geflügel etwa 6 Wochen nach erfolgter Ansteckung hervorzutreten. Die Inkubationszeit kann aber bei sämtlichen genannten Tierarten auch erheblich länger sein.

Bei Hunden zeigt sich als erste Krankheitserscheinung eine Änderung des Benehmens. Sonst freundliche, ruhige, folgsame Hunde werden mürrisch, aufgeregt, mißtrauisch oder auch widerspenstig und verkriechen sich gern. Manche Hunde benagen und belecken auch die Bißstelle, die längst verheilt ist. Ferner tritt eine Veränderung des Appetits ein; die Tiere verschmähen ihr gewöhnliches Futter und bekunden die Neigung, unverdauliche Gegenstände (Holz, Leder, Bindfaden, Stroh, Gras, Kartoffeln, Steine, Metallstücke usw.) zu benagen und zu verschlucken. Nachdem diese Krankheitserscheinungen $1/2$ bis 2 Tage angedauert haben, stellt sich ein lebhafter Drang zum Entweichen ein. Die Tiere suchen sich aus ihrem Gewahrsam zu befreien, irren, ins Freie gelangt, planlos umher und können dabei große Wegstrecken zurücklegen. Zuweilen kommen sie am gleichen oder folgenden Tage wieder zu ihrem Herrn zurück. Die Tiere betreten dreist fremde Gehöfte und zeigen eine sich steigernde Beißsucht. Anfänglich schnappen die Tiere nach leblosen Gegenständen sowie nach Tieren und Menschen; später fahren sie auf alles, was ihnen in den Weg kommt, los und beißen selbst in leblose Gegenstände, die ihnen entgegen gehalten werden. Gegen die ihnen bekannten Personen benehmen sich wutkranke Hunde oft freundlich, während sie fremde Personen und Tiere anfallen; gut dressierte Hunde können den Befehlen ihres Herrn noch bis zum letzten Augenblicke folgen. Ferner verändert sich die Stimme zu einem Mitteldinge zwischen Heulen und Bellen. Diese Erscheinungen der Aufregung dauern 3 bis 4 Tage, worauf sich unter gleichzeitiger starker, die Tiere entstellender Abmagerung die Erscheinungen der Lähmung einstellen. Zuerst tritt eine Lähmung der Schlingorgane ein, so daß die Tiere nichts mehr abschlucken können und dauernd speicheln, dann eine Lähmung des Unterkiefers, so daß er herab- und die Zunge zum geöffneten Maule heraushängt. Endlich tritt eine Lähmung der Nachhand ein, und die Tiere sterben am 5. bis 8., spätestens am 10. Tage der Krankheit an Lähmung und Erschöpfung. Bei der sogenannten stillen Wut bemerkt man hauptsächlich die Lähmungserscheinungen, und die Tiere sterben bereits nach 2 bis 3 Tagen.

Bei der Katze treten der Drang zum Entweichen und die Sucht, zu beißen und zu kratzen, besonders hervor. Ferner ist die Stimme eigentümlich verändert.

Beim Rinde, das nächst dem Hunde am häufigsten an der Tollwut erkrankt, sind die wichtigsten Erscheinungen der Tollwut: Aufhören des Wiederkauens und der Futteraufnahme, Schreckhaftigkeit, stierer, glotzender Blick, Unruhe, Belecken und Scheuern an verschiedenen Körperstellen, besonders an den vernarbten Bißwunden, Aufregung bei der Wahrnehmung von Hunden und Katzen, anhaltendes Brüllen, zeitweiliges Stoßen mit den Hörnern gegen andere Tiere und gegen leblose Gegenstände, Speicheln, Verstopfung, Drängen auf den Hinterleib, starke Abmagerung, Schwäche und Lähmung. Der Tod erfolgt nach 4 bis 6 Tagen.

Bei Pferden zeigen sich zuerst Benagen und Scheuern der Körperstellen, an denen sie gebissen worden sind, Unruhe, Schreien mit gellenden Tönen, Versagen der Futteraufnahme, ferner Muskelzuckungen an verschiedenen Körperstellen, besonders am Kopfe. Bei Hengsten und Stuten tritt gesteigerter Geschlechtstrieb ein. Außerdem werden beobachtet: krampfhaftes Drängen auf den Hinterleib, Kratzen mit den Vorderfüßen wie bei der Kolik, Schlagen mit den Vorder- und Hinterfüßen, Beißsucht, Fressen von Kot, starker Durst und Harndrang. Die durchschnittliche Krankheitsdauer beträgt 2 bis 4 Tage.

Schafe und Ziegen sind während der Entwicklung der Krankheit unruhig, versagen das Futter, blöken viel und zeigen aufgeregten Geschlechtstrieb, Juckreiz, namentlich an der Bißstelle, wo sie sich belecken, benagen und die Wolle ausreißen. Das scheue, furchtsame Wesen gegenüber dem Menschen verschwindet zuweilen, sie stoßen den Menschen und beißen in einen vorgehaltenen Stock und in andere Gegenstände. Im weiteren Verlaufe der Krankheit treten Abmagerung, Speicheln, Schwäche und Lähmung der Nachhand ein, worauf nach 5- bis 8 tägiger Krankheitsdauer der Tod eintritt.

Beim Schweine beobachtet man Unruhe und Aufregung, Scheuern der Bißnarbe, Speicheln, Grunzen mit heiserer Stimme und Bissigkeit gegenüber Menschen und Tieren. Nach 1- bis 2 tägigem Bestehen der Krankheit gehen wutkranke Schweine unter den Erscheinungen der Lähmung oft plötzlich zugrunde.

Wutkrankes Geflügel ist sehr unruhig, schreckhaft und angriffslustig, auch gegenüber dem Menschen. Das Geschrei ist heiser. Die Tiere sterben nach 2 bis 3 Tagen unter den Erscheinungen der Lähmung.

Krankheitsmerkmale an den toten Tieren.

Der bemerkenswerteste Befund bei Tieren, die an Tollwut gefallen oder wegen dieser Erkrankung getötet sind, ist der regelmäßige Mangel an jeglichem normalen Speisebrei im Magen, an dessen Stelle in der Mehrzahl der Fälle allerlei Fremdkörper (Holz, Leder, Bindfaden, Stroh, Gras, Kartoffeln, Steine, Metallstücke usw.) gefunden werden. Daneben sieht man Blutpunkte und Substanzverluste in den Falten der Magenschleimhaut, auch Schwellung der letzteren, Blutpunkte meist auch in der Schleimhaut des Schlund- und Kehlkopfes. Weitere auffällige Veränderungen, welche die schwere Erkrankung verständlich machen können, fehlen.

Anzeigepflicht und Maßnahmen vor polizeilichem Einschreiten.

Wenn ein Hund, eine Katze oder ein anderes Haustier unter den Erscheinungen der Tollwut oder unter Erscheinungen, die den Ausbruch der Tollwut befürchten lassen, erkrankt, so ist unverzüglich der Polizeibehörde Anzeige zu machen. Das gleiche hat zu geschehen, wenn die Merkmale der Tollwut oder des Tollwutverdachts bei einem gefallenen oder getöteten Tiere gefunden werden. Hunde und Katzen, die von der Tollwut befallen oder der Seuche verdächtig sind, müssen von dem Besitzer oder demjenigen, unter dessen Aufsicht sie stehen, sofort getötet oder bis zur polizeilichem Einschreiten abgesondert und in einem sicheren Behältnis, wenn möglich unter fester Ankettung, eingesperrt werden. Ist ein Mensch von einem der Seuche verdächtigen Hunde oder einer Katze gebissen worden, so ist das Tier, wenn dies ohne Gefahr geschehen kann, nicht zu töten, sondern zur amtstierärztlichen Untersuchung einzusperren. Wenn der Transport eines der Seuche verdächtigen Hundes oder einer Katze zum Zweck der sicheren Einsperrung unvermeidlich ist, so muß dies in einem geschlossenen Behältnis geschehen; Hunde müssen in einem geschlossenen Behältnis, wenn möglich unter fester Ankettung, befördert oder, sofern ein solches Behältnis nicht zu beschaffen ist, mit einem festsitzenden, das Beißen verhütenden Maulkorb versehen an der Leine geführt werden. Die Kadaver getöteter oder verendeter wutkranker oder wutverdächtiger Hunde oder Katzen sind bis zur amtstierärztlichen Untersuchung sicher und vor Witterungseinflüssen geschützt aufzubewahren. Das Abhäuten der Kadaver wutkranker oder der Seuche verdächtiger Tiere ist verboten; ihre Zerlegung darf nur von Tierärzten oder unter ihrer Leitung vorgenommen werden. Vor polizeilichem Einschreiten dürfen bei wutkranken oder der Seuche verdächtigen Tieren keinerlei Heilversuche angestellt werden. Das Schlachten wutkranker oder der Seuche verdächtiger Tiere und jeder Verkauf oder Verbrauch einzelner Teile, der Milch oder sonstiger Erzeugnisse solcher Tiere sind verboten.

Übertragbarkeit auf den Menschen.

Durch den Biß wutkranker Tiere kann die Tollwut auch auf den Menschen übertragen werden. Wenn auch nur ein Teil der gebissenen Menschen an Tollwut erkrankt, so empfiehlt es sich doch, daß sich jeder, der von einem wutkranken oder wutverdächtigen Tiere gebissen worden ist, unverzüglich der Wutschutzimpfung unterzieht. Diese wird im Kgl. Preußischen Institute für Infektionskrankheiten zu Berlin (N 39, Föhrer Straße) und in der Tollwutschutzstation Breslau (VII, Maxstraße 4) ausgeführt. Je frühzeitiger die Gebissenen die Schutzimpfung an sich vollziehen lassen, um so sicherer ist ein Heilerfolg zu erhoffen. Sofort nach dem Bisse sind tiefes Ausbrennen der Bißwunde mit dem Brenneisen, einem glühend gemachten Messer oder dergl., oder Ätzen mit rauchender Salpetersäure, mit Schwefelsäure oder Salzsäure vorzunehmen. Wo dies nicht ausführbar ist, ist die Wunde sofort mit Essig (unverdünnt) auszuwaschen und zu verbinden. Die gleichen Maßnahmen empfehlen sich, wenn bei einem Menschen wunde Stellen von einem wutkranken oder der Seuche verdächtigen Tiere beleckt worden sind, oder wenn sich ein Mensch bei der Zerlegung eines solchen Tieres eine Verletzung zugezogen hat. (Nicht zu empfehlen ist, weil unzweckmäßig, das Ätzen der Wunden mit Höllenstein, Sublimat oder konzentrierter Karbolsäure und, weil nicht ganz ungefährlich, das Aussaugen der Wunden.) Zu bemerken ist, daß in den meisten Bundesstaaten die Erkrankung eines Menschen an Tollwut, in einem Teile der Bundesstaaten auch Bißverletzungen durch wutkranke oder wutverdächtige Tiere, unverzüglich der Polizeibehörde anzuzeigen sind.

3. Rotz.

Wesen und Weiterverbreitung.

Der Rotz ist eine ansteckende, durch den Rotzbazillus verursachte, in der Regel schleichend (chronisch), seltener schnell (akut) verlaufende Krankheit des Pferdes und der übrigen Einhufer (Esel, Maultiere, Maulesel).

Der Rotzbazillus erzeugt an den Stellen des Tierkörpers, an denen er sich ansiedelt, Knötchen und Knoten, aus denen sich später Geschwüre entwickeln. Hauptsächlich durch die Absonderungen der Geschwüre werden die Rotzbazillen von kranken Tieren auf gesunde übertragen. Die Übertragung geschieht entweder unmittelbar von Tier zu Tier oder durch Zwischenträger (Stallgeräte, Anbindevorrichtungen, Zaumzeuge, Bespannungsgeschirre, Sättel, Putzzeuge, Decken, Deichseln, Vorsetzkrippen, Brunnentröge, Futter, Streu usw.).

Außer auf Einhufer kann der Rotz auf Katzen und die zu den Katzen gehörigen Raubtiere (in zoologischen Gärten und Menagerien durch Verfüttern von Fleisch rotziger Pferde), ferner auf Hunde und Ziegen übertragen werden. Auch der Mensch ist beim Umgang mit rotzigen Tieren der Gefahr der Ansteckung ausgesetzt. Wenig empfänglich sind Schafe und Schweine. Ganz unempfänglich für die Rotzkrankheit sind Rinder. Deshalb können rotzverdächtige Pferde und andere Einhufer in Rinderställen der Absonderung unterworfen werden.

Krankheitsmerkmale an den lebenden Tieren.

Je nach dem Verlaufe des Rotzes sind die Merkmale an den lebenden Tieren verschieden.

Beim chronischen Verlaufe können die Tiere wochen-, monate- und selbst jahrelang mit der Rotzkrankheit behaftet sein, ohne daß auffällige Krankheitserscheinungen hervortreten. Im übrigen sind die Krankheitserscheinungen verschieden, je nachdem es sich um Nasen- oder Hautrotz handelt.

Zu den Merkmalen des Nasenrotzes gehören Nasenausfluß, bestimmte Veränderungen der Nasenschleimhaut und der im Kehlgang gelegenen Lymphdrüsen. Der Nasenausfluß ist entweder einseitig oder doppelseitig, anfangs schleimig und grau oder weiß, später mehr eitrig und gelb, grünlich oder mißfarbig. Zeitweise kann der Nasenausfluß eine blutige Beschaffenheit haben. Die Veränderungen der Nasenschleimhaut bestehen in dem Auftreten von kleinen Knötchen, die später zerfallen und sich in Geschwürchen umwandeln. Diese Geschwürchen sind zuerst flach, bald verbreitern und vertiefen sie sich aber und zeigen dann aufgewulstete und ausgenagte Ränder. Durch Verheilung der Rotzgeschwüre entstehen Narben. Die rotzige Erkrankung der Kehlgangslymphdrüsen äußert sich durch eine anfänglich festweiche, später harte, knotige Anschwellung. Neigung zur Vereiterung, wie sie bei der Druse besteht, fehlt. Nicht selten sind die Knoten mit der Nachbarschaft, z. B. mit dem Unterkiefer, verwachsen und infolgedessen festsitzend; sie können aber auch verschiebbar sein.

Beim Hautrotz treten Knötchen und Geschwüre in der Haut, häufiger aber bis walnußgroße und größere Knoten oder Beulen unter der Haut auf, die nach kurzer Zeit erweichen, nach außen durchbrechen und Geschwüre bilden, aus denen sich eine zähe, dünne, mißfarbige, häufig blutige Flüssigkeit entleert. Die Ränder der Geschwüre sind auch beim Sitze in der Haut aufgewulstet und ausgenagt. Die Geschwüre zeigen nicht Neigung zur Heilung wie Wunden, die nach Verletzungen entstanden sind. Die Rotzknoten und Rotzgeschwüre treten hauptsächlich an den Gliedmaßen, an der Brust und unter dem Bauche auf. Von den Geschwüren verlaufen strangförmige Anschwellungen (entzündete Lymphgefäße) bis zu den nächstgelegenen Lymphdrüsen, die vergrößert und hart sind. Außerdem können im Verlaufe des chronischen Rotzes mehr gleichmäßige, schmerzlose und sehr derbe Anschwellungen der Haut und Unterhaut auftreten (sog. Elefantiasis). Diese Anschwellungen entwickeln sich besonders an den Gliedmaßen. Gewöhnlich ist ein Bein, vorzugsweise ein Hinterbein, erkrankt; es können aber auch beide Hinterbeine oder ein Hinterbein und ein Vorderbein erkrankt sein. Selten sind alle vier Gliedmaßen von der Erkrankung betroffen. Außer an den Gliedmaßen können die rotzigen Anschwellungen der Haut und Unterhaut auch am Schlauche und am Kopfe auftreten. In den verdickten Abschnitten der Haut können die bereits beschriebenen Knoten, Geschwüre und strangartigen Verdickungen zugegen sein; die zugehörigen Lymphdrüsen sind vergrößert und fühlen sich hart an.

Neben diesen Erscheinungen können Husten und Atembeschwerden (Kehlkopf- und Lungenrotz), ferner zeitweiliges Nasenbluten bestehen. Bei längerer Dauer der Krankheit magern die Tiere ab, ermüden rasch beim Gebrauch und lassen eine rauhe, aufgebürstete Beschaffenheit des Haarkleides erkennen. Die Dauer des chronischen Rotzes kann sich auf Jahre erstrecken.

Beim akuten Rotze zeigen die Tiere das Bild einer schweren fieberhaften Erkrankung. Die Krankheit beginnt mit Schüttelfrost und hohem Fieber. Sodann zeigen sich schleimig-eitriger, später blutiger oder jauchiger Nasenausfluß, Knötchen und Geschwüre in der Nasenschleimhaut, angestrengtes und geräuschvolles Atmen, Anschwellungen, Knoten- und Geschwürbildungen der Haut mit Schwellung und Verdickung der Lymphgefäße und Lymphdrüsen. Beim akuten Rotze sterben die Tiere durchschnittlich nach Ablauf von 3 bis 14 Tagen.

Krankheitsmerkmale an den toten Tieren.

Bei gefallenen, getöteten oder geschlachteten Tieren finden sich außer den Veränderungen der Nasenschleimhaut, der Haut, der Lymphgefäße und Lymphdrüsen, die schon während des Lebens der Tiere nachgewiesen werden können, Knötchen, Geschwüre und unter Umständen Narben in den höher gelegenen Teilen der Nasenschleimhaut, in der Schleimhaut der Stirn- und Oberkieferhöhlen sowie des Kehlkopfes und der Luftröhre. Ferner beobachtet man in den Lungen Knötchen, die etwa hirsekorngroß und am Rande rot sind, etwas größere Knötchen, die von einer grauen, durchscheinenden Kapsel umgeben sind, ferner Erweichungsherde mit dicken, schwieligen Wänden (rotzige Kavernen) und walnuß- bis kindskopfgroße derbe, schwielige Knoten (Rotzgewächse). Mit dem Lungenrotz ist regelmäßig eine Vergrößerung der an der Luftröhre und zwischen den Lungen gelegenen Lymphdrüsen verbunden. Endlich können auch rotzige Herde in der Milz, den Nieren, dem Herzen, den Hoden und Knochen vorhanden sein. Beim akuten Lungenrotze findet man außer Rotzknötchen, die in großer Zahl zugegen sein können, dunkelrote Entzündungsherde sowie Höhlen, die mit abgestorbenem Gewebe und jauchiger Flüssigkeit gefüllt sind, und, wenn diese Herde bis zur Lungenoberfläche reichen, auch abziehbare Beläge auf dem Brustfelle.

Anzeigepflicht und Maßnahmen vor polizeilichem Einschreiten.

Wenn ein Tier Erscheinungen des Rotzes oder Erscheinungen, die den Ausbruch des Rotzes befürchten lassen, zeigt, so ist unverzüglich der Polizeibehörde Anzeige zu machen, auch sind die kranken und verdächtigen Tiere von Orten, an denen die Gefahr der Ansteckung fremder Tiere besteht, fernzuhalten. Das gleiche hat zu geschehen, wenn die Merkmale des Rotzes oder Rotzverdachts bei einem gefallenen oder getöteten Tiere gefunden werden. Ist ein rotzkrankes oder der Seuche verdächtiges Tier gefallen oder getötet, so ist für eine Aufbewahrung Sorge zu tragen, durch die eine Verschleppung von Krankheitskeimen nach Möglichkeit vermieden wird. Das Abhäuten solcher Kadaver ist verboten. Auch das Schlachten rotzkranker oder der Seuche verdächtiger Pferde oder anderer Einhufer ist untersagt. Der Wärter eines solchen Tieres ist von jeder Dienstleistung bei anderen Einhufern auszuschließen und darf nicht in dem Seuchenstalle schlafen. Personen, die Verletzungen an den Händen oder anderen unbedeckten Körperteilen haben, dürfen zur Wartung rotzkranker und der Seuche verdächtiger Tiere nicht verwendet werden.

Übertragbarkeit auf den Menschen.

Menschen, bei denen Absonderungen rotziger Tiere auf verletzte Hautstellen, in das Auge, auf die Schleimhaut der Nase oder des Mundes gelangen, können am Rotze erkranken. Die Erkrankung äußert sich bereits nach 3 bis 5 Tagen durch Anschwellung der angesteckten Stelle und der in der Nähe gelegenen Lymphgefäße und Lymphdrüsen. Mit Rücksicht auf diese Gefahr ist beim Umgang mit rotzkranken und der Seuche verdächtigen Tieren die größte Vorsicht notwendig.

Personen, die sich mit Rotz angesteckt haben, müssen sich, wegen der großen Gefährlichkeit der Krankheit, sofort in ärztliche Behandlung begeben. Zu bemerken ist, daß in den meisten Bundesstaaten die Erkrankung eines Menschen an Rotz unverzüglich der Polizeibehörde anzuzeigen ist.

4. Maul- und Klauenseuche.
Wesen und Weiterverbreitung.

Die Maul- und Klauenseuche ist eine ansteckende, mit der Bildung von Blasen (Aphthen) im Maule und an den Klauen einhergehende, schnell verlaufende Erkrankung des Klauenviehs (Rinder, Schafe, Ziegen, Schweine). Außer im Maule und an den Klauen wird die Blasenbildung auch an anderen Stellen, z. B. am Euter, beobachtet.

Der Ansteckungsstoff der Maul- und Klauenseuche ist noch nicht bekannt. Es steht aber fest, daß er während der Entwicklung der Krankheit im Blute, mit dem Auftreten der die Seuche kennzeichnenden Blasen dagegen nur in diesen und in den mit dem Blaseninhalte verunreinigten Absonderungen und Ausscheidungen (Speichel, Milch, Kot und Harn) vorhanden ist. Es genügen ganz winzige Mengen des Blaseninhalts (beim Rinde schon der 100 000. Teil eines Kubikzentimeters), um ein Tier krank zu machen. Dies erklärt die außerordentlich leichte Verschleppbarkeit der Maul- und Klauenseuche. Die Ansteckung gesunder Tiere erfolgt entweder unmittelbar durch kranke Tiere oder mittelbar durch Zwischenträger verschiedenster Art (rohe Milch und Milchrückstände, Häute, Hörner, Klauen, Wolle und sonstige tierische Rohstoffe, Dünger, Jauche; Personen, Pferde, Hunde, Katzen, Geflügel; Futter, Streu, Stall- und Schlachtgeräte, Futtersäcke, Bespannungsgeschirre, Fahrzeuge, Transportvorrichtungen für Tiere, Milchtransportgefäße, Brunnentröge, Straßen, Wege, Ladestellen usw.). Auch durchgeseuchte Tiere können durch den an ihnen haftenden Ansteckungsstoff die Seuche noch mehrere Wochen hindurch übertragen. Deshalb dürfen die veterinärpolizeilichen Maßregeln nicht sofort nach dem Erlöschen der Seuche, sondern erst nach einer bestimmten Schutzfrist aufgehoben werden. Der in der Milch enthaltene Ansteckungsstoff kann durch ausreichende Erhitzung[1]), der an Personen, Tieren und sonstigen Zwischenträgern haftende Ansteckungsstoff durch bestimmte Arten der Desinfektion unschädlich gemacht werden.

---

[1]) Als ausreichende Erhitzung der Milch ist nach § 28 der Ausführungsvorschriften des Bundesrats zum Viehseuchengesetz anzusehen:
    a) Erhitzung über offenem Feuer bis zum wiederholten Aufkochen;
    b) Erhitzung durch unmittelbar oder mittelbar einwirkenden strömenden Wasserdampf auf 85°;
    c) Erhitzung im Wasserbad, und zwar:
        entweder auf 85° für die Dauer einer Minute
        oder, unter den von der Landesregierung näher zu bestimmenden Voraussetzungen, auf 70° für die Dauer einer halben Stunde.

Krankheitsmerkmale an den lebenden Tieren.

Tiere, die den Ansteckungsstoff der Maul- und Klauenseuche aufgenommen haben, zeigen nicht unmittelbar hierauf, sondern erst nach einer bestimmten Zeit (Inkubationszeit) Erscheinungen der Krankheit. Die Inkubationszeit beträgt beim Rinde durchschnittlich 3 bis 6 Tage, kann aber auch bis zu 14 Tagen betragen. Beim Schafe beläuft sich die durchschnittliche Inkubationszeit auf 1 bis 6, beim Schweine auf 1 bis 2 Tage. Die ersten Krankheitserscheinungen sind leichtes Fieber, geringgradiges Speicheln sowie leichte Störungen der Futteraufnahme und des Wiederkauens. Nach Verlauf von 2 bis 3 Tagen treten unter gleichzeitigem Verschwinden des Fiebers im Maule, an den Klauen und an anderen Stellen (z. B. Euter) Blasen auf. Diese sind hanfkorn- bis haselnußgroß und größer, grau bis gelblich-weiß, ihre Wand besteht aus einer dünnen Haut, ihr Inhalt aus einer klaren, farblosen oder leicht getrübten, gelblichen Flüssigkeit (sogenannte Aphthenlymphe). Je nach dem Sitze der Blasen im Maule oder an den Klauen sind die weiteren Krankheitserscheinungen verschieden. Beim Auftreten der Blasen im Maule (Maulseuche) beobachtet man starkes Speicheln und zeitweilig schmatzende Geräusche, Abmagerung und Verringerung der Milchmenge. Die Blasen, die an den Lippen, am Nasenspiegel, an der Zunge, am Zahnfleisch und an den übrigen Teilen der Maulschleimhaut auftreten können, platzen bald und hinterlassen schmerzhafte, nässende, stark gerötete, oberflächliche Wunden, die vom Rande her verheilen. Beim Auftreten der Blasen an den Klauen (Klauenseuche) ist schon vor der Entstehung der Blasen die Haut an der Klauenkrone, im Klauenspalt und an den Ballen gleichmäßig gerötet und der Gang gespannt. Nach dem Auftreten und Platzen der Blasen liegen die Tiere viel, sind schwer zum Aufstehen zu bewegen und gehen, angetrieben, stark lahm.

Der geschilderte Verlauf der Maul- und Klauenseuche entspricht demjenigen, der in der Regel beim Rinde beobachtet wird. Beim Schafe und bei der Ziege zeigt sich die Besonderheit, daß die Blasen im Maule meist sehr klein sind und oft nur am zahnlosen Rande des Oberkiefers entstehen. Beim Schweine treten die Blasen, die erhebliche Größe erreichen können, mit Vorliebe an der Rüsselscheibe auf. Im übrigen ist beim Schafe und bei der Ziege sowie beim Schweine die Klauenseuche viel häufiger als die Maulseuche, während beim Rinde die Klauenseuche in der Mehrzahl der Fälle zusammen mit der Maulseuche auftritt und sich gewöhnlich dieser anschließt. Bei Schweinen, insbesondere bei Mastschweinen, die transportiert werden, kommt es infolge der Klauenseuche nicht selten zum Ausschuhen.

Die Maul- und Klauenseuche nimmt in der Regel einen gutartigen Verlauf und heilt in 1 bis 2 Wochen ab. Sie kann aber auch bösartig verlaufen und während ihrer Entwicklung oder während der Abheilung zu plötzlichem Tode führen. Ferner können junge Tiere (Kälber, Ferkel) nach Verfütterung roher Milch schnell zugrunde gehen, ohne deutliche Erscheinungen der Seuche zu zeigen. Endlich können sich im Anschluß an die Maul- und Klauenseuche schwere Folgekrankheiten entwickeln (heftige Euterentzündung, schwere Klauenentzündung), die das Leben der Tiere gefährden. Dies ist namentlich bei mangelnder Klauenpflege und ungenügender Einstreu der Fall. Im übrigen kann auch bei gutartigem Verlaufe der Maul- und Klauenseuche eine erhebliche Schädigung eintreten durch Abmagerung, Verringerung des Milchertrags und bei trächtigen Tieren durch Verwerfen.

Der Verlauf der Maul- und Klauenseuche kann durch geeignete Fütterung (Vermeidung harten, stengligen Futters), durch reichliche Einstreu, so daß die Tiere trocken stehen sowie durch Behandlung der Klauen und Euter der kranken Tiere nach tierärztlicher Anleitung günstig beeinflußt werden. Eine Behandlung der Veränderungen am Maule ist nicht erforderlich. Gegen die bösartige Maul- und Klauenseuche und das Sterben der jungen Tiere hat sich die Anwendung des Löfflerschen Maul- und Klauenseucheserums gut bewährt. Vor der Anwendung von Geheimmitteln zur Behandlung maul- und klauenseuchekranker Tiere ist zu warnen.

Durch die künstliche Ansteckung der noch gesunden Tiere eines verseuchten Bestandes mit dem Speichel eines in gewöhnlicher Weise an Maulseuche erkrankten Tieres kann die Dauer der Seuche in einem Bestand erheblich abgekürzt werden. Ein weiterer Vorteil der künstlichen Ansteckung ist, daß die durch sie herbeigeführte Seuche häufig milder als die durch natürliche Ansteckung verursachte und oft nur in Form der Maulseuche verläuft, wenn man den Speichel von einem geringgradig erkrankten Tiere nimmt.

Krankheitsmerkmale an den toten Tieren.

Bei Tieren, die an bösartiger Maul- und Klauenseuche plötzlich gestorben sind, findet man außer den Veränderungen am Maule und an den Klauen eine graufleckige Beschaffenheit des Herzmuskels. Bei Tieren, die während der Erkrankung an Maul- und Klauenseuche geschlachtet werden, beschränkt sich der Befund in der Regel auf die schon während des Lebens wahrnehmbaren Veränderungen.

Anzeigepflicht und Maßnahmen vor polizeilichem Einschreiten.

Wenn ein Tier unter den Erscheinungen der Maul- und Klauenseuche oder unter Erscheinungen, die den Ausbruch der Seuche befürchten lassen, erkrankt, so ist unverzüglich der Polizeibehörde Anzeige zu machen, auch sind die kranken und verdächtigen Tiere von Orten, an denen die Gefahr der Ansteckung fremder Tiere besteht, fernzuhalten. Aus verseuchten oder verdächtigen Gehöften sollen vor polizeilichem Einschreiten weder Klauentiere weggebracht, noch Milch ohne vorherige Abkochung oder sonstige ausreichende Erhitzung weggegeben, noch Dünger abgefahren werden. Auch ist das Betreten der Ställe oder sonstigen Standorte durch fremde Personen nicht zu gestatten.

Verhütung der Einschleppung.

In Zeiten der Seuchengefahr empfiehlt sich, soweit es sich mit den Interessen des Betriebs vereinigen läßt, Vermeidung des Ankaufs von Klauenvieh und, wenn möglich, von Vieh überhaupt, jedenfalls aber Vorsicht beim Einkauf und die Unterbringung frisch gekauften Klauenviehs in besonderen Ställen für die Dauer von 2 bis 3 Wochen, bevor es zu dem alten Bestande gebracht wird. Ferner ist es in Zeiten der Seuchengefahr angezeigt, allen fremden Personen, insbesondere Schlächtern, Müllerknechten, Briefträgern, Viehkastrierern sowie Händlern und anderen Personen, die gewerbsmäßig in Ställen verkehren, ferner Personen, die ein Gewerbe im Umherziehen ausüben, das Betreten der Ställe und sonstigen Standorte von Klauenvieh zu untersagen. Besondere Vorsicht ist auch beim Wechsel des Dienstpersonals geboten. Die Einstellung neuer Dienstboten, Melker und Arbeiter (insbesondere ausländischer Arbeiter) ohne vorherige Desinfektion, namentlich der Kleider und des Schuhzeugs, ist gefährlich.[1]) Auch beim Bezuge von Futter empfiehlt sich Vorsicht (Vermeidung des Bezugs von Rauhfutter aus verseuchten Gegenden). Ferner sollten Futtersäcke, in denen gekauftes Futter angeliefert wird, nicht in Klauenviehställen gelagert, sondern sofort nach Empfang entleert und wieder zurückgegeben werden.

---

[1]) Kleidungsstücke sind zur Desinfektion zunächst durch Abbürsten mit Seifenwasser von etwa anhaftendem Schmuße zu befreien, hierauf 24 Stunden lang in verdünntem Kresolwasser (2,5 prozentig) oder in Karbolsäurelösung (etwa 3 prozentig) zu legen oder auszukochen. Kleidungsstücke, die nicht oder nur wenig beschmutzt sind, können in des Weise desinfiziert werden, daß sie mit verdünntem Kresolwasser oder mit Karbolsäurelösung befeuchtet und feucht gebürstet werden. Lederschuhe sind nach Abbürsten mit Seifenwasser, Holzschuhe nach gründlichem Scheuern mit heißer Soda- oder Seifenlösung (3 prozentig), mit Lappen abzureiben, die mit verdünntem Kresolwasser oder mit Karbolsäurelösung getränkt sind.

Durch Anwendung größerer Mengen des Löfflerschen Maul- und Klauenseucheserums kann es gelingen, durch die Ansteckung besonders gefährdete Bestände und einzelne Tiere vor der Seuche zu schützen.

Übertragbarkeit auf den Menschen.

Durch den Umgang mit kranken Tieren und durch den Genuß der von solchen Tieren stammenden rohen Milch kann die Krankheit auch auf den Menschen übertragen werden. Der durch den Umgang mit kranken Tieren drohenden Gefahr der Übertragung der Krankheit kann durch regelmäßige Desinfektion der Hände, der mit dem Genusse der Milch verbundenen Gefahr durch ausreichende Erhitzung der Milch (s. S. 26) begegnet werden.

5. Lungenseuche des Rindviehs.
Wesen und Weiterverbreitung.

Die Lungenseuche ist eine ansteckende, durch sehr kleine Lebewesen verursachte Lungenbrustfellentzündung des Rindes.

Der Ansteckungsstoff der Lungenseuche wird von den erkrankten Tieren auf gesunde durch die Ausatmungsluft übertragen. Dies kann entweder unmittelbar von Tier auf Tier oder mittelbar durch Zwischenträger (Personen, Stroh, Heu und andere Futtervorräte, Ställe, Stallgeräte usw.) geschehen. Auch Tiere, die die Lungenseuche überstanden haben und äußerlich gesund erscheinen, können die Krankheit noch wochen- und selbst monatelang verschleppen, besonders wenn in den Lungen Reste von Krankheitsherden übriggeblieben sind. Rinder, die die Lungenseuche überstanden haben, sind entweder für mehrere Jahre oder Zeit ihres Lebens gegen eine wiederholte Erkrankung geschützt (immun).

Krankheitsmerkmale an den lebenden Tieren.

Rinder, die den Ansteckungsstoff der Lungenseuche aufgenommen haben, zeigen sich erst nach einer bestimmten Zeit (Inkubationszeit) krank. Die Inkubationszeit dauert durchschnittlich 3 bis 6 Wochen, kann aber auch kürzer oder länger sein. Die erste Krankheitserscheinung ist ein kurzer, trockener, schmerzhafter Husten, der anfänglich vereinzelt auftritt, später aber immer häufiger und schwächer wird. Hierzu kommen leichtes Fieber und Störungen der Futteraufnahme und des Wiederkauens sowie Verringerung der Milchergiebigkeit. Diese Krankheitserscheinungen dauern meist 5 bis 6 Wochen. Hierauf stellt sich mehr oder weniger starke Atembeschwerde ein, die Tiere atmen unter Erweiterung der Nasenlöcher und unter

Flankenschlagen, ferner wird das Atmen stöhnend und ächzend, und die Futteraufnahme, das Wiederkauen sowie die Milchabsonderung liegen fast ganz darnieder. Gleichzeitig stellt sich hohes Fieber ein; das Haarkleid wird gesträubt, die Ohren und Hörner fühlen sich bald warm, bald kühl an, und der Nasenspiegel wird trocken und warm. Bei fortschreitender Krankheit magern die Tiere stark ab, vermögen nicht mehr aufzustehen, liegen stöhnend mit weggestrecktem Halse und gehen an Erstickung zugrunde, wenn sie nicht notgeschlachtet werden. In 30 bis 50 Prozent der Fälle ist die Lungenseuche eine tödliche Erkrankung.

Wenn die Lungenseuche in einen gesunden Rindviehbestand durch ein krankes Tier eingeschleppt wird, geht die Ausbreitung der Seuche wegen ihrer verhältnismäßig langen Inkubationszeit langsam vor sich. Erst nach Wochen oder Monaten erkranken weitere Tiere, und zwar in der Regel zuerst die Nachbarn des erkrankten, worauf die Krankheit allmählich in dem Bestande fortschreitet.

Krankheitsmerkmale an den toten Tieren.

Bei den Tieren, die während des ersten Krankheitsstadiums getötet oder geschlachtet werden, können die Lungen äußerlich denselben Eindruck machen wie die Lungen gesunder Tiere. Beim Durchtasten der Lungen findet man aber einen oder mehrere umschriebene Entzündungsherde in Form von haselnuß- bis walnuß- und faustgroßen Knoten. Die Knoten fühlen sich fest an und sehen auf dem Durchschnitt »marmoriert« aus, d. h. das zwischen den Lungenläppchen gelegene Gewebe ist verbreitert und grau oder gerötet und umschließt Lungenläppchen, deren Farbe z. T. hellrot, z. T. dunkelrot, z. T. gelbrot, z. T. grau ist. Bei Tieren, die an Lungenseuche gefallen sind oder wegen schwerer Erkrankung an der Seuche getötet oder geschlachtet wurden, findet man die Lunge mit der Brustwand verklebt, auf dem Brustfell abziehbare Beläge und an einer Lunge, selten an beiden, die Erscheinungen umfangreicher Entzündung: die Lunge ist groß und schwer, fällt nach der Herausnahme aus dem Brustkorb nicht zusammen, fühlt sich fest an, etwa wie Leber, und zeigt eine marmorierte Durchschnittsfläche. Bei gefallenen, getöteten oder geschlachteten Tieren, die die Lungenseuche überstanden haben, kann man in den Lungen abgestorbene Herde von entzündetem Lungengewebe mit marmorierter Schnittfläche antreffen, die von einer derben, schwieligen Kapsel umgeben sind.

Anzeigepflicht und Maßnahmen vor polizeilichem Einschreiten.

Wenn ein Rind unter den Erscheinungen der Lungenseuche oder unter Erscheinungen, die den Ausbruch der Lungenseuche befürchten lassen, erkrankt, so ist unverzüglich der Polizeibehörde Anzeige zu machen, auch sind die kranken und verdächtigen Tiere von Orten, an denen die Gefahr der Ansteckung fremder Tiere besteht, fernzuhalten. Das gleiche hat zu geschehen, wenn die Merkmale der Lungenseuche oder des Lungenseucheverdachts bei einem gefallenen, getöteten oder geschlachteten Rinde gefunden werden.

Impfung.

Durch Impfung kann man die Verluste durch die Lungenseuche in einem verseuchten Bestande erheblich mindern. Die Lungenseucheimpfung darf aber nur auf Anordnung der Landesregierung und nur unter Beobachtung der von dieser zu bezeichnenden Schutzmaßregeln erfolgen.

6. Pockenseuche der Schafe.

Wesen und Weiterverbreitung.

Die Pockenseuche der Schafe ist ein ansteckender, mit erheblicher Störung des Allgemeinbefindens einhergehender Hautausschlag.

Der sehr flüchtige, überaus leicht übertragbare Ansteckungsstoff der Pockenseuche, dessen Natur noch nicht bekannt ist, findet sich in den veränderten Stellen der Haut, in der Hautausdünstung, in der Atemluft, im Blute und in den festen und flüssigen Körperausscheidungen. Die Ansteckung erfolgt entweder unmittelbar durch kranke Tiere oder mittelbar durch Zwischenträger (Personen, Schäferhunde, Häute, Wolle, Rauhfutter, Stroh, Dünger, Ställe, Stallgeräte usw.).

Schafe, die von der Pockenseuche genesen sind, können in ihrem Vliese den Ansteckungsstoff noch längere Zeit, bis zu zwei Monaten, beherbergen und auf diese Weise die Krankheit verschleppen. Ferner ist hervorzuheben, daß Schafe, die zum Schutze gegen die Pockenseuche geimpft worden sind, in der gleichen Weise wie natürlich erkrankte Schafe die Krankheit zu verbreiten vermögen.

Krankheitsmerkmale an den lebenden Tieren.

Die Aufnahme des Ansteckungsstoffs der Pockenseuche hat nicht sofortige Erkrankung der Schafe zur Folge. Offensichtliche Erscheinungen der durch die Ansteckung bewirkten Erkrankung treten erst nach einer bestimmten Zeit (Inkubationszeit) hervor, die durchschnittlich 4 bis 7 Tage dauert. Die ersten Krankheitserscheinungen bestehen in Fieber, Traurigkeit, Mattigkeit, verringerter Freßlust, Schwellung der Augenlider, Lippen und Nasenränder sowie in Rötung und Schwellung der Lidbindehäute. 1 bis 2 Tage später treten an den wollelosen oder schwachbewollten, außerdem aber auch an den starkbewollten Hautstellen flohstichähnliche rote Flecke und einige Tage später an deren Stelle harte, meistens flache Knötchen und Knoten von Erbsen- bis Bohnengröße (Pocken) auf, die fest bleiben oder erweichen und vereitern und hierauf zu einem schwarzbraunen Schorfe eintrocknen können. Am deutlichsten zeigen sich diese Veränderungen an den inneren Schenkelflächen, am Euter und an der unteren Schwanzfläche. Die über den Pocken befindliche Wolle wird lose und läßt sich leicht entfernen. Wo die Pocken dicht gedrängt stehen, schwillt die Haut stark an, so insbesondere in der Umgebung der Augen, der Nase und des Maules. Während des Bestehens der Pocken entwickeln sich gewöhnlich Ausflüsse aus den Augen und der Nase, ferner treten Husten und Atembeschwerden auf.

Die Krankheit dauert beim gewöhnlichen Verlauf etwa 3 Wochen, und es sterben an ihr etwa 10 bis 20 Prozent der erkrankten Tiere. Bei ungewöhnlichem, bösartigem Verlaufe der Krankheit können die Verluste 50 Prozent und darüber betragen. Der Verlauf der Seuche in einer Herde kann mehrere Monate dauern, da die Schafe nicht zugleich, sondern zu verschiedenen Zeiten erkranken.

Krankheitsmerkmale an den toten Tieren.

Bei gefallenen, getöteten oder geschlachteten pockenkranken Schafen findet man neben den Veränderungen an der Haut, an den Augen und der Nase eine starke Rötung und Schwellung der Schleimhäute der Nasenhöhlen, des Kehlkopfes und der Luftröhre sowie des Magens und Darmes, nicht selten auch eine Entzündung der Lungen.

Anzeigepflicht und Maßnahmen vor polizeilichem Einschreiten.

Wenn ein Schaf unter den Erscheinungen der Pockenseuche oder unter Erscheinungen, die den Ausbruch der Pockenseuche befürchten lassen, erkrankt, so ist unverzüglich der Polizeibehörde Anzeige zu machen, auch sind die kranken und verdächtigen Schafe von Orten, an denen die Gefahr der Ansteckung fremder Tiere besteht, fernzuhalten. Das gleiche hat zu geschehen, wenn die Merkmale der Pockenseuche oder des Pockenseucheverdachts bei einem gefallenen, getöteten oder geschlachteten Schafe gefunden werden.

Impfung.

Die Polizeibehörde hat die Impfung aller noch seuchenfreien Stücke einer Herde anzuordnen, in der die Pockenseuche festgestellt ist. Diese Vorschrift ist erlassen, weil durch die Impfung der Verlauf der Seuche abgekürzt und die Verluste verringert werden. Gewinnt die Seuche eine größere Ausdehnung oder ist nach den örtlichen Verhältnissen die Gefahr einer Verschleppung der Seuche in die benachbarten Schafherden nicht auszuschließen, so kann die Polizeibehörde die Impfung der von der Seuche bedrohten Herden und aller in demselben Orte befindlichen Schafe anordnen. Außer im Falle polizeilicher Anordnung darf eine Impfung der Schafe gegen Pockenseuche nicht vorgenommen werden. Die polizeilich angeordnete Impfung muß in allen Fällen, sofern sie nicht von dem beamteten Tierarzt selbst ausgeführt wird, unter amtstierärztlicher Aufsicht erfolgen. Die geimpften Schafe sind rücksichtlich der polizeilichen Schutzmaßregeln den pockenkranken gleich zu behandeln, da sie ebenso wie diese die Seuche zu verschleppen vermögen.

7. Beschälseuche der Pferde und Bläschenausschlag der Pferde und des Rindviehs.

a. Beschälseuche.

Wesen und Weiterverbreitung.

Die Beschälseuche ist eine ansteckende, durch kleinste, mit bloßem Auge nicht sichtbare tierische Schmarotzer (Trypanosomen) verursachte, langsam verlaufende Geschlechtskrankheit der Pferde und Esel. Die Krankheit ist im Deutschen Reiche nicht heimisch, es ist aber mit ihrer Einschleppung aus dem Ausland zu rechnen.

Die Seuche wird durch den Beschälakt übertragen und kommt deshalb unter natürlichen Verhältnissen nur bei Zuchttieren vor.

Krankheitsmerkmale an den Pferden.

Die Aufnahme des Ansteckungsstoffs hat nicht die sofortige Erkrankung der Tiere zur Folge. Es vergeht vielmehr eine Zeit von 2 bis 4 Wochen und darüber (Inkubationszeit), bevor die ersten Krankheitserscheinungen hervortreten.

Die ersten Krankheitserscheinungen, die häufig nicht besonders beachtet werden, machen sich an den Geschlechtsteilen bemerkbar. Bei Hengsten zeigen sich Anschwellung der Rute, besonders des vorderen Teiles sowie schleimiger Ausfluß aus der Harnröhre, ferner Harndrang und erhöhter Geschlechtstrieb. Von der Rute kann die Anschwellung auf Schlauch und Hodensack übergreifen. Bei Stuten werden als erste Krankheitserscheinungen Schwellung der Scham, Ausfluß aus der Scheide, Harndrang und starkes Rossigsein, später auch weiße Flecke (sog. Krötenflecke) an der Scham und in ihrer Umgebung beobachtet. Außer an den Geschlechtsteilen können auch Anschwellungen in ihrer

Umgebung, ferner am Unterbauch und an der Unterbrust auftreten; die Anschwellungen sind nicht schmerzhaft. Später beobachtet man abgegrenzte schmerzlose Anschwellungen der Haut (Quaddeln, sog. Talerflecke), die plötzlich entstehen und ebenso rasch wieder verschwinden können, und erhöhte Empfindlichkeit einzelner Teile oder der ganzen Hautoberfläche, noch später, nach Verlauf mehrerer Wochen oder Monate, einen unsicheren, schwankenden, taumelnden oder gespreizten Gang mit den Hinterfüßen. Die Tiere überköten auch leicht und heben bei Wendungen die Hinterfüße wie beim Hahnentritt in die Höhe. Gleichzeitig wird den Tieren das Aufstehen schwer, und bei vorgeschrittener Krankheit sind sie überhaupt nicht mehr imstande, sich ohne Hilfe vom Boden zu erheben. Außer diesen durch Lähmung verursachten Störungen beim Gebrauche der Gliedmaßen können Lähmungen am Kopfe, an der Rute und am Schweife sowie am Kehlkopf auftreten. Bei den Tieren hängen dann das eine oder andere Ohr, ein Augenlid, die Ober- oder Unterlippe schlaff herunter, die Rute ist vorgefallen oder es kann der Schweif nicht mehr regelmäßig gehoben werden, so daß er beim Kot- und Harnabsatz beschmutzt wird, oder es tritt bei den Tieren Kehlkopfpfeifen ein. Sobald sich die Lähmungen einstellen, magern die Tiere trotz guter Freßlust stark ab und gehen schließlich unter hochgradiger Abmagerung zugrunde. Der Verlauf der Seuche kann sich auf 1 bis 2 Jahre und darüber erstrecken, wobei zeitweise auffällige Besserungen im Befinden der Tiere eintreten können. Tiere, die die Erscheinungen der Beschälseuche gezeigt haben, müssen auch trotz anscheinender Besserung als krank oder als verdächtig betrachtet werden, die Krankheit beim Beschälakt übertragen zu können. An gefallenen oder getöteten Tieren können außer den schon bei den lebenden Tieren zu beobachtenden Veränderungen an den Geschlechtsteilen und an der Haut sowie der Abmagerung andere auffällige Merkmale der Krankheit fehlen.

b. Bläschenausschlag.

Wesen und Weiterverbreitung.

Der Bläschenausschlag ist eine ansteckende, durch einen noch nicht bekannten Ansteckungsstoff verursachte, schnell verlaufende Geschlechtskrankheit der Pferde und des Rindviehs.

Der Ansteckungsstoff, der an den erkrankten Geschlechtsteilen haftet, wird gewöhnlich durch den Begattungsakt übertragen. Er kann aber auch sehr leicht durch Zwischenträger (Wartepersonal, Putzgeräte, Streu, die Jauche in den Jaucherinnen usw.) auf gesunde Tiere übertragen werden.

Krankheitsmerkmale an den Pferden und Rindern.

Zwischen der Aufnahme des Ansteckungsstoffs und dem Auftreten der Krankheitserscheinungen vergehen durchschnittlich 3 bis 6 Tage, oft aber auch nur 12 bis 24 Stunden (Inkubationszeit). Die Krankheitserscheinungen sind bei männlichen Tieren schmerzhafte Anschwellung des vorderen Teiles der Rute, des Schlauches und oft auch des Hodensacks sowie Auftreten von Bläschen auf dem vorderen Teile der Rute, die mit farbloser oder gelblicher Flüssigkeit gefüllt sind, nach kurzem Bestehen platzen und sich so zu oberflächlichen oder tieferen Geschwüren umwandeln. Gleichzeitig bestehen schleimig-eitriger Ausfluß aus der Vorhaut und Harndrang. Bei weiblichen Tieren treten schmerzhafte Schwellung der Scham, starke Rötung der Schleimhaut der Scheide und auf ihr, namentlich am Kitzler und in seiner Umgebung, die nämlichen Bläschen und Geschwüre wie bei männlichen Tieren auf. Gleichzeitig bestehen schleimig-eitriger Ausfluß aus der Scheide und oft Juckreiz, Harndrang und erhöhter Geschlechtstrieb. Der Verlauf der Krankheit ist in der Regel gutartig, ihre Dauer beträgt meistens 8 bis 14 Tage, zuweilen auch 4 Wochen. Die Heilung erfolgt, unterstützt durch geeignete Behandlung, durch Vernarbung der Geschwüre, wobei zuweilen weiße Flecke zurückbleiben.

Unterscheidung des Bläschenausschlags und des ansteckenden Scheidenkatarrhs.

Der ansteckende Scheidenkatarrh, bei dem auch Schwellung der Scham und schleimig-eitriger Ausfluß aus der Scheide auftreten, unterscheidet sich vom Bläschenausschlage dadurch, daß er nur bei Rindern, dagegen nicht bei Pferden vorkommt. Ferner treten beim ansteckenden Scheidenkatarrh keine Bläschen und Geschwüre, sondern Knötchen in der Schleimhaut der Scheide auf. Endlich nimmt der ansteckende Scheidenkatarrh keinen raschen, sondern einen langsamen Verlauf.

Anzeigepflicht und Maßnahmen vor polizeilichem Einschreiten bei der Beschälseuche und dem Bläschenausschlage.

Wenn ein Pferd unter den Erscheinungen der Beschälseuche oder des Bläschenausschlags oder wenn ein Rind unter den Erscheinungen des Bläschenausschlags erkrankt, so ist unverzüglich der Polizeibehörde Anzeige zu machen, auch sind die kranken und verdächtigen Tiere von der Begattung auszuschließen und von Orten, an denen die Gefahr der Ansteckung fremder Tiere besteht, fernzuhalten.

Verhütung der Einschleppung.

Zur Verhütung der Einschleppung der Beschälseuche und des Bläschenausschlags in einen Bestand empfiehlt es sich, Zuchttiere vor dem Begattungsakt auf das Vorhandensein von Anschwellungen und Ausflüssen im Bereiche der Geschlechtsorgane sowie sonstiger verdächtiger Erscheinungen zu prüfen und Tiere, die verdächtige Erscheinungen zeigen, bis zur amtstierärztlichen Untersuchung von der Begattung auszuschließen.

8. Räude der Einhufer und der Schafe.
Wesen und Weiterverbreitung.

Die Räude der Einhufer und der Schafe sind ansteckende, durch kleine, mit bloßem Auge kaum oder gerade sichtbare Tierchen (sarcoptes- oder dermatocoptes-Milben) verursachte, langsam verlaufende Hautkrankheiten. Bei dem Pferde und den übrigen Einhufern unterliegen die sarcoptes- und die dermatocoptes-Räude, beim Schafe die dermatocoptes-Räude der Anzeigepflicht und veterinärpolizeilichen Bekämpfung.

Die Übertragung der Räudemilben auf gesunde Tiere erfolgt entweder unmittelbar von erkrankten Tieren oder mittelbar durch Zwischenträger (Stalleinrichtungsgegenstände, Stallgeräte, Bespannungsgeschirre, Reitzeuge, Putzzeuge, Decken, Kleider des Wartepersonals, Deichseln usw. bei der Räude der Einhufer; Hürden, Raufen, Krippen, Pfosten, Pferchkarren, Schippen, Schafscheren, Häute, Wolle, Dünger, Kleider, Schuhzeug des Wartepersonals usw. bei der Räude der Schafe). Die Räudemilben können auf Zwischenträgern bis zu 8 Wochen lebens- und übertragungsfähig bleiben.

Krankheitsmerkmale an den Tieren.

Je nachdem bei der unmittelbaren oder mittelbaren Ansteckung viele oder wenige Räudemilben auf ein gesundes Tier übertragen worden sind, ist die Zeit, die bis zum Hervortreten der ersten Krankheitserscheinungen vergeht, verschieden und schwankt zwischen 2 und 4 Wochen und darüber. Gemeinsame Merkmale aller Arten von Räude sind heftiger Juckreiz, der die Tiere zum Scheuern und Benagen der erkrankten Hautstellen veranlaßt, Auftreten von Knötchen oder Bläschen sowie von Krusten und Borken an den erkrankten Hautstellen, in den höheren Graden Ausfall der Haare oder Wolle und Verdickung und Faltenbildung der Haut, die an ihrer Oberfläche nässend und blutend oder mit grindartigen Borken besetzt sein kann. Der Juckreiz tritt namentlich im warmen Stalle und in der Sonnenhitze hervor. Kratzt man an den erkrankten Hautstellen, so geben die Tiere offensichtliches Wohlbehagen durch Gegendrücken, Einsenken des Rückens, Bebbern und Flehmen mit den Lippen zu erkennen.

Die sarcoptes-Räude der Einhufer kann am ganzen Körper auftreten. Sie beginnt in der Regel am Kopfe, am Halse, an den Schultern, an der seitlichen Brustwand oder in der Sattellage mit der Bildung kleiner kahler Herde, die später zu größeren kahlen, mit Krusten und Borken besetzten Stellen zusammenfließen können.

Die dermatocoptes-Räude der Einhufer tritt an den mehr geschützten Hautstellen, am Grunde der Mähne, unter dem Schopfe, am Schweife, im Kehlgang und an den Innenflächen der Schenkel auf und beginnt hier mit der Bildung scharf abgegrenzter kahler Herde, die sich langsam ausbreiten, allmählich aber auch zu größeren kahlen, mit Krusten und Borken besetzten Stellen zusammenfließen können.

Die dermatocoptes-Räude des Schafes entwickelt sich an den mit Wolle besetzten Teilen der Haut. Im Beginne der Erkrankung einer Herde sieht man namentlich im Stalle oder, wenn die Herde der Sonnenwärme ausgesetzt wird, daß einzelne Tiere bestimmte Körperstellen scheuern, mit den Lippen nachhaltig benagen oder mit den Hinterbeinen nach bestimmten Körperstellen schlagen. An diesen Stellen ist das Vlies nicht geschlossen, sondern uneben und zerzaust. Wird die Wolle an diesen Stellen gescheitelt, so bemerkt man, daß die Haut nicht glatt und glänzend, sondern durch Knötchenbildung rauh und mit grauweißen Schuppen oder gelbbraunen Borken bedeckt ist. Beim Versuche, die Borken durch Kratzen zu entfernen, lassen die Tiere ausgesprochenes Wohlbehagen erkennen. Bei fortschreitender Krankheit entstehen Lücken im Vliese, die Haut verdickt sich und wird an der Oberfläche schrundig und rissig. Bei größerer Ausdehnung der Räude magern die Tiere ab und gehen sogar zugrunde. Wenn die Räude durch einige wenige kranke Schafe in einen Bestand eingeschleppt wird, verbreitet sie sich in ihm zuerst langsam und erst später schneller. Wird dagegen eine größere Zahl räudiger Schafe in einen Bestand eingestellt, dann kann die Erkrankung schon in einigen Wochen eine erhebliche Verbreitung erreichen.

Anzeigepflicht und Maßnahmen vor polizeilichem Einschreiten.

Wenn Einhufer oder Schafe unter den Erscheinungen der Räude oder unter Erscheinungen, die den Ausbruch der Räude befürchten lassen, erkranken, so ist unverzüglich der Polizeibehörde Anzeige zu machen, auch sind die kranken und verdächtigen Tiere von Orten, an denen die Gefahr der Ansteckung fremder Tiere besteht, fernzuhalten.

Behandlung.

Die Behandlung der Räude erfolgt durch Schmiermittel und durch Bademittel. Für die Räude der Schafe ist zu betonen, daß eine sichere Heilung in der Regel nur von dem Badeverfahren zu erwarten ist. Das Schmierverfahren ist bei der Räude der Schafe nur als vorläufige Maßnahme am Platze, wenn das Badeverfahren wegen ungünstiger Witterungsverhältnisse oder wegen anderer besonderer Umstände nicht ausführbar erscheint.

Übertragbarkeit der sarcoptes-Räude auf den Menschen.

Während die dermatocoptes-Räude auf den Menschen nicht übertragbar ist, kann die sarcoptes-Räude auf den Menschen übergehen und einen juckenden Ausschlag an den Händen (zwischen den Fingern), den Armen und anderen Körperstellen hervorrufen.

9. Schweineseuche und Schweinepest.

a. Schweineseuche.

Wesen und Weiterverbreitung.

Die Schweineseuche ist eine ansteckende, schnell oder langsam verlaufende Erkrankung der Schweine, die in der Regel in Form einer Entzündung der Brusteingeweide (Lungen, Brustfell, Herzbeutel) auftritt.

Der Ansteckungsstoff wird von den kranken Tieren mit der Ausatmungsluft und mit den beim Husten entleerten Auswurfstoffen ausgeschieden. Gesunde Schweine können an Schweineseuche erkranken, wenn sie mit kranken in Berührung kommen oder in Ställe, Höfe usw. gebracht oder in Behältnissen oder auf Fahrzeugen befördert werden, die durch die Auswurfstoffe oder sonstige Ausscheidungen lebender, durch Blut oder sonstige Abfälle geschlachteter kranker Tiere verunreinigt sind.

Krankheitsmerkmale an den lebenden Tieren.

Die Schweine, die der Ansteckung durch Schweineseuche ausgesetzt gewesen sind, erkranken nicht unmittelbar nach der Aufnahme des Ansteckungsstoffs. Es vergeht vielmehr eine bestimmte Zeit (Inkubationszeit), bevor offensichtliche Erkrankungserscheinungen hervortreten. Die Inkubationszeit bei der Schweineseuche ist in den einzelnen Fällen verschieden, beträgt aber durchschnittlich etwa 10 Tage. Nach dieser Zeit zeigen sich bei den erkrankten Tieren Husten und je nach der Art des

Verlaufs der Seuche weitere krankhafte Erscheinungen. Die Seuche kann rasch und bösartig (akut) oder langsam, schleichend und mild (chronisch) verlaufen.

Beim akuten Verlaufe treten zu dem Husten beschleunigtes und schmerzhaftes Atmen, Fieber, stärkere Störung der Futteraufnahme und große Mattigkeit. Die erkrankten Schweine können schon nach wenigen Tagen oder im Verlaufe von 1 bis 2 Wochen zugrunde gehen. Bei der akuten Form der Schweineseuche erkranken ältere und jüngere Tiere ohne Unterschied.

Beim chronischen Verlaufe der Schweineseuche tritt eine Beschleunigung der Atmung häufig erst hervor, wenn die Tiere umhergetrieben werden. Gewöhnlich erkranken nur die jüngeren Tiere (Ferkel und Läufer). Die chronisch erkrankten Tiere lassen außer Husten und Atembeschwerden nach Umhertreiben Verringerung der Futteraufnahme, mangelhaftes Gedeihen (Kümmern), häufig verklebte Augen und einen mit Schorfbildung verbundenen Ausschlag der Haut erkennen. Die an chronischer Schweineseuche erkrankten Tiere können nach wochenlangem Kranksein zugrunde gehen oder genesen und mastfähig werden. Die Verluste an Ferkeln bei chronischer Schweineseuche sind häufig nur gering.

Krankheitsmerkmale an den toten Tieren.

Bei gefallenen, getöteten oder geschlachteten schweineseuchekranken Schweinen findet man größere oder kleinere Teile der Lungen entzündet. Die entzündeten Teile fallen nach der Herausnahme der Lungen aus dem Brustkorb nicht zusammen, haben keine hellrote Farbe wie die Lunge gesunder Tiere, sondern eine dunkelrote, graurote oder graue Farbe und fühlen sich fest an, etwa wie Leber. Bei der akuten Schweineseuche sind in der Regel größere Abschnitte der Lungen entzündet und gleichzeitig das Brustfell, häufig auch der Herzbeutel, mit einem abziehbaren Belage versehen. Außerdem sind Trübung und Schwellung (sog. Parenchymveränderungen) an der Leber, dem Herzmuskel und den Nieren, unter Umständen auch Schwellung sämtlicher Lymphdrüsen und der Milz sowie Gelbfärbung sämtlicher Gewebe zugegen. Bei der chronischen Form der Schweineseuche beschränkt sich die Erkrankung gewöhnlich auf eine Entzündung der vorderen Lappen der Lunge.

Schweineseuche im Sinne des Viehseuchengesetzes.

Unter Schweineseuche im Sinne des Viehseuchengesetzes sind nur diejenigen Formen der Schweineseuche zu verstehen, die mit erheblichen

Störungen des Allgemeinbefindens der erkrankten Tiere verbunden sind. Die Merkmale solcher Störungen sind:

a) bei lebenden Tieren: Fieber, stärkere Störung der Futteraufnahme oder große Mattigkeit;

b) bei toten Tieren: Parenchymveränderungen an der Leber, dem Herzmuskel und den Nieren, unter Umständen auch Schwellung sämtlicher Lymphdrüsen und der Milz sowie Gelbfärbung sämtlicher Gewebe.

Werden bei einem geschlachteten oder verendeten Schweine nur der chronischen Schweineseuche eigentümliche Veränderungen der Brustorgane ohne weitere Erscheinungen der vorstehend unter b angeführten Art gefunden, so fällt dieser Befund nicht unter den Begriff der Schweineseuche im Sinne des Viehseuchengesetzes.

Vermischung der Schweineseuche mit der Schweinepest und anderen Erkrankungen.

Der Verlauf der Schweineseuche kann dadurch abgeändert werden, daß die Tiere neben der Schweineseuche gleichzeitig von anderen Erkrankungen, insbesondere von der Schweinepest, befallen werden. Die Schweinepest verläuft gewöhnlich in Form einer Darmentzündung, ihr hauptsächlichstes Zeichen ist heftiger Durchfall. Bei Vermischung der Schweineseuche mit Schweinepest tritt mithin zu den geschilderten Erscheinungen der Schweineseuche bei den lebenden Tieren Durchfall und bei den gestorbenen, getöteten oder geschlachteten eine Entzündung der Schleimhaut des Darmes, namentlich des Blind- und Grimmdarms, hinzu.

b. Schweinepest.
Wesen und Weiterverbreitung.

Die Schweinepest ist eine ansteckende, schnell oder langsam verlaufende Krankheit der Schweine, die gewöhnlich in Form einer Entzündung der Schleimhaut des Darmes auftritt.

Der Ansteckungsstoff der Schweinepest ist noch nicht bekannt. Er befindet sich im Blute und wird von den erkrankten Tieren mit dem Kote, namentlich aber mit dem Urine, ausgeschieden. Wenn bei der Schlachtung kranker Tiere das Blut nicht sorgfältig aufgefangen wird, wird auch durch dieses der Ort, an dem die Schlachtung stattfindet, mit dem Ansteckungsstoffe verunreinigt. Die Ansteckung gesunder Tiere erfolgt durch Futter oder Getränk oder durch das Wühlen an Orten, die durch den Kot oder Urin lebender oder durch das Blut oder sonstige Abfälle geschlachteter kranker Tiere verunreinigt sind. Die Verschleppung des Ansteckungsstoffs der Schweinepest erfolgt nicht nur durch kranke Tiere, sondern auch leicht durch Zwischenträger. So können Personen, deren Kleider oder Schuhzeug durch die Ausscheidungen oder das Blut pestkranker Schweine verunreinigt sind, die Seuche in gesunde Bestände einschleppen, und in ähnlicher Weise kann sie durch Stallgeräte, Schlachtgeräte, Fahrzeuge, Transportbehältnisse, Futtermittel, Futtersäcke, Streu und Dünger, Jauche usw. aus verseuchten Ställen in andere Ställe übertragen werden.

Krankheitsmerkmale an den lebenden Tieren.

Die Aufnahme des Ansteckungsstoffs der Schweinepest hat nicht sofortige Erkrankung der Tiere zur Folge. Offensichtliche Erscheinungen der durch die Ansteckung bewirkten Erkrankung treten erst nach einer bestimmten Zeit (Inkubationszeit) hervor. Die Inkubationszeit bei der Schweinepest ist nicht in allen Fällen gleich, beträgt aber durchschnittlich etwa 10 Tage. Nach dieser Zeit zeigen die Tiere heftigen Durchfall und unter Umständen starke Atembeschwerden, Husten und Hautausschläge in verschiedenen Formen.

Beim raschen (akuten) Verlaufe der Schweinepest ist gleichzeitig das Allgemeinbefinden der Tiere schwer gestört. Die Tiere nehmen nur wenig oder gar kein Futter zu sich, haben Fieber und sind sehr schwach; sie verkriechen sich in der Streu und bewegen sich nach dem Auftreiben träge und teilnahmlos unter Schwanken des Hinterteils. Akut erkrankte Tiere können schon nach einigen Tagen zugrunde gehen oder sterben im Verlaufe von 1 bis 2 Wochen. Tiere, die erst nach 1 bis 2 Wochen eingehen, magern stark ab. Bei der akuten Form der Schweinepest erkranken ältere und jüngere Tiere ohne Unterschied.

Beim schleichenden (chronischen) Verlaufe der Schweinepest werden vorwiegend die jüngeren Tiere (Ferkel und Läufer) von der Erkrankung befallen. Die chronisch erkrankten Schweine können wochen- und monatelang leben und zeigen im Anfang der Erkrankung außer Durchfall, neben dem Atembeschwerden und Husten bestehen können, wechselnden Appetit und Abmagerung. Daneben haben sie häufig verklebte Augen, blaurot gefärbte Ohren und einen mit Schorfbildung verbundenen Hautausschlag. Im weiteren Verlaufe der Krankheit kann bei den mit chronischer Schweinepest behafteten Tieren Durchfall mit Verstopfung abwechseln.

Krankheitsmerkmale an den toten Tieren.

Bei gefallenen, getöteten oder geschlachteten pestkranken Schweinen findet man die Haut oft ganz oder teilweise blaurot gefärbt und die Schleimhaut des Darmkanals in größerer oder geringerer Ausdehnung entzündet. Die entzündlichen Veränderungen betreffen hauptsächlich die Schleimhaut des Dickdarms (Blind- und Grimmdarms), können aber auch im letzten Abschnitt des Dünndarms (Hüftdarms) zugegen sein. Die Schleimhaut der genannten Darmabschnitte weist bei pestkranken Schweinen an einzelnen, umschriebenen Stellen oder in größerer Ausdehnung trübe, gelbe Beläge oder Schorfe, ferner Geschwüre auf. Die Schorfe in der Schleimhaut können sich knopfartig von der Umgebung abheben. Außerdem kann die ganze Darmwand so verändert sein, daß der betreffende Darmabschnitt nach Entleerung des Inhalts nicht mehr zusammenfällt. Die im Darmgekröse liegenden Lymphdrüsen (Gekrösdrüsen), die zu den veränderten Darmabschnitten gehören, sind geschwollen und können trübe, graugelbe Einlagerungen aufweisen oder im ganzen trübe und graugelb erscheinen. Verkalkung wird in den veränderten Lymphdrüsen bei Schweinepest — im Gegensatze zur Tuberkulose — nicht beobachtet. Außerdem kann eine Entzündung der Lungen bestehen. Die entzündeten Lungen fallen nach der Herausnahme aus dem Brustkorb nicht oder nicht vollständig zusammen, haben im Bereiche größerer oder kleiner Abschnitte keine hellrote Farbe wie die Lungen gesunder Tiere, sondern eine dunkelrote, graurote oder graue Farbe und fühlen sich fest an wie Leber. Daneben können das Brustfell und der Herzbeutel mit einem abziehbaren Belage versehen sein.

Anzeigepflicht und Maßnahmen vor polizeilichem Einschreiten bei Schweineseuche und Schweinepest.

Wenn ein Schwein unter den Erscheinungen der Schweineseuche im Sinne des Gesetzes oder der Schweinepest, insbesondere bald nach dem Ankauf oder sonstigen Verbringen in einen Bestand, erkrankt, oder wenn mehrere Schweine eines Bestandes Erscheinungen zeigen, die den Ausbruch einer dieser Seuchen befürchten lassen, so ist unverzüglich der Polizeibehörde Anzeige zu erstatten, auch sind die kranken und verdächtigen Tiere von Orten, an denen die Gefahr der Ansteckung fremder Tiere besteht, fernzuhalten. Das gleiche hat zu geschehen, wenn bei einem gefallenen, getöteten oder geschlachteten Schweine die Merkmale der Schweineseuche im Sinne des Gesetzes (vgl. S. 41) oder der Schweinepest oder des Verdachts einer dieser Seuchen gefunden werden.

Sind Schweine unter den Erscheinungen der Schweineseuche im Sinne des Gesetzes oder der Schweinepest gefallen oder wegen Verdachts dieser Seuchen getötet oder geschlachtet worden, oder finden sich verdächtige Erscheinungen nach der Schlachtung, so sind die Kadaver oder bei geschlachteten Schweinen die für die Feststellung der Seuche erforderlichen Teile (Brust- und Baucheingeweide) bis zur amtstierärztlichen Untersuchung aufzubewahren, wobei jede Berührung der aufbewahrten Stücke mit anderen Tieren oder durch unbefugte Personen zu verhüten ist. Aus Beständen, bei denen Schweineseuche- oder Schweinepestverdacht besteht, dürfen Schweine vor der amtstierärztlichen Untersuchung nicht abgegeben werden.

Verhütung der Einschleppung der Schweineseuche und der Schweinepest in einen Bestand.

Zur Verhütung der Einschleppung der Schweineseuche und der Schweinepest in einen Bestand ist in erster Linie der Zukauf von Schweinen mit größter Vorsicht zu bewirken. Neue Schweine, deren Herkunft nicht nachweislich unverdächtig ist, sind, wenn irgend möglich, in einem besonderen Stalle unter Beobachtung zu stellen, ehe sie zu dem alten Bestande gebracht werden. Es empfiehlt sich, die neu angekauften Tiere mit einigen Ferkeln des alten Bestandes entweder unmittelbar oder so in einer Bucht zusammenzubringen, daß sie nur durch ein Gitter voneinander getrennt sind. Sind die Ferkel nach 4 Wochen noch gesund und frei von Erscheinungen der Schweineseuche oder Schweinepest, so können die neu angekauften Tiere unbedenklich zu dem alten Bestand in den gemeinsamen Schweinestall gebracht werden.

Da die Schweinepest auch leicht durch Personenverkehr und durch leblose Gegenstände (Stallgeräte, Schlachtgeräte, Futtersäcke, Fahrzeuge, Transportbehältnisse, Futtermittel, Streu, Dünger usw.) verschleppt werden kann, ist die Berührung mit nicht nachweislich unverdächtigen Schweinebeständen und die Verwendung von Stallgeräten, Schlachtgeräten, Futtersäcken, Fahrzeugen, Transportbehältnissen, Futtermitteln, Streu, Dünger usw. aus solchen zu vermeiden.

Besondere Vorsicht ist bei der Einstellung von Säuen in die Ställe fremder Eberhalter geboten.

10. Rotlauf der Schweine einschließlich des Nesselfiebers (Backsteinblattern).

Wesen und Weiterverbreitung.

Der Rotlauf ist eine ansteckende, durch den Rotlaufbazillus verursachte, schnell und mit erheblichen Störungen des Allgemeinbefindens verlaufende Krankheit der Schweine. Eine besondere, milde Form des Rotlaufs ist das Nesselfieber (Backsteinblattern).

Der Ansteckungsstoff des Rotlaufs befindet sich im Blute, beim Nesselfieber in der Regel nur in den erkrankten Hautstellen und wird von den erkrankten Tieren mit dem Kote und Urin ausgeschieden. Wenn bei der Schlachtung kranker Tiere das Blut nicht sorgfältig aufgefangen wird, so findet auch hierdurch eine Verunreinigung der Schlachtstätte mit Rotlaufbazillen statt. Die Ansteckung gesunder Tiere erfolgt durch die Aufnahme von Futter oder Getränk oder durch das Wühlen an Orten, die durch den Kot oder Urin lebender oder durch das Blut oder sonstige Abfälle geschlachteter kranker Tiere verunreinigt sind. Besonders gefährlich ist die Verfütterung des Blutes oder sonstiger Schlachtabfälle oder auch nur des Abwaschwassers des Fleisches geschlachteter kranker Tiere. Durch Wärme wird das Gedeihen der durch Ausscheidungen lebender oder durch das Blut oder sonstige Abfälle geschlachteter kranker Tiere ins Freie gelangten Rotlaufbazillen befördert. Deshalb tritt der Rotlauf besonders in der warmen Jahreszeit auf.

Krankheitsmerkmale an den lebenden Tieren.

Die Aufnahme des Ansteckungsstoffs hat nicht die sofortige Erkrankung der Tiere zur Folge. Es vergeht vielmehr eine bestimmte Zeit (Inkubationszeit), bevor offensichtliche Krankheitserscheinungen hervortreten. Die Inkubationszeit ist verschieden, beträgt aber meist 2 bis 3 Tage. Nach dieser Zeit zeigen die Tiere hohes Fieber mit erhöhter Wärme der Haut, Verlust der Munterkeit und des Appetits; sie liegen viel, verkriechen sich in der Streu und zeigen nach dem Auftreiben einen schwankenden Gang.

Nach kurzer Zeit treten in der Haut, besonders an der inneren Fläche der Hinterschenkel, an den Geschlechtsteilen, dem Bauche, der Brust und dem Halse, zuweilen auch an dem Nacken, dem Rücken und den Ohren, rote Flecke auf. Die Rotfärbung der Haut breitet sich schnell aus und nimmt an Stärke zu, so daß die Tiere bei vorgeschrittener Krankheit an der unteren Fläche des Körpers rot bis blaurot erscheinen (Rotlauf). Die Krankheit endet bei den meisten an Rotlauf erkrankten Tieren in kurzer Zeit mit dem Tode.

In einem Teile der Fälle kommt es nicht zu einer mehr oder weniger allgemeinen Rotfärbung der Haut, sondern zur Bildung umschriebener, rundlicher oder viereckiger, erhabener Flecke von roter Farbe in der Haut (Nesselfieber, Backsteinblattern). Bei dieser Krankheitsform tritt in der Regel Genesung ein.

Krankheitsmerkmale an den toten Tieren.

Bei gefallenen, getöteten oder geschlachteten rotlaufkranken Schweinen findet man neben der Rotfärbung der Haut eine mehr oder weniger starke Entzündung der Magen- und Darmschleimhaut, Schwellung und blaurote Färbung der Milz, Schwellung und Rötung der Gekröslymphdrüsen, Schwellung der Leber und eine meist mit Blutungen verbundene Entzündung der Nieren.

Bei dem Nesselfieber sind die Veränderungen in der Regel auf die erkrankten Hautteile beschränkt.

Anzeigepflicht und Maßnahmen vor polizeilichem Einschreiten.

Wenn ein Schwein unter den Erscheinungen des Rotlaufs einschließlich des Nesselfiebers oder unter Erscheinungen, die den Ausbruch dieser Seuche befürchten lassen, erkrankt, so ist unverzüglich der Polizeibehörde Anzeige zu machen, auch sind die kranken oder verdächtigen Tiere von Orten, an denen die Gefahr der Ansteckung fremder Tiere besteht, fernzuhalten. Das gleiche hat zu geschehen, wenn bei einem gefallenen, getöteten oder geschlachteten Schweine die Merkmale des Rotlaufs oder des Verdachts dieser Seuche gefunden werden.

Sind Schweine unter Erscheinungen des Rotlaufs gefallen oder wegen Verdachts dieser Seuche getötet oder geschlachtet worden, oder finden sich verdächtige Erscheinungen nach der Schlachtung, so sind die Kadaver oder bei geschlachteten Schweinen die für die Feststellung der Seuche erforderlichen Teile (Hautstücke, Magen und Darmkanal, Gekröse, Milz, Nieren) bis zur amtstierärztlichen Untersuchung aufzubewahren, wobei jede Berührung der aufbewahrten Stücke mit anderen Tieren oder durch unbefugte Personen zu verhüten ist. Aus Beständen, in denen Rotlaufverdacht besteht, dürfen Schweine vor der amtstierärztlichen Untersuchung nicht abgegeben werden.

Impfung und sonstige Maßnahmen zur Verhütung des Rotlaufs.

Einen fast sicheren Schutz gegen den Rotlauf gewährt die in zweckmäßiger Weise ausgeführte Schutzimpfung. In häufig von dem Rotlauf betroffenen Orten empfiehlt es sich, regelmäßig alle Schweine der Schutzimpfung zu unterwerfen. Wo der Rotlauf selten ist, kann von einer regelmäßigen Impfung aller Schweine abgesehen werden. Es ist jedoch dringend ratsam, beim Auftreten des Rotlaufs schleunigst alle Schweine des betroffenen Bestandes impfen zu lassen. Durch die Impfung gelingt es in der Regel, die bedrohten Schweine zu schützen; auch wird ein nicht unerheblicher Teil der erkrankten Tiere durch die Impfung geheilt.

Gewinnt der Rotlauf der Schweine eine größere Ausdehnung, so kann nach näherer Anordnung der Landesregierung die Impfung der gefährdeten Schweinebestände eines Gehöfts, einer Ortschaft oder eines größeren Bezirkes polizeilich angeordnet werden. Der Landesregierung bleibt die Bestimmung überlassen, ob und unter welchen Bedingungen eine Schutzimpfung in anderen Fällen polizeilich angeordnet werden darf.

Zur Verhütung des Rotlaufs ist ferner eine saubere, möglichst trockene Haltung der Schweine zu empfehlen. Auch ist es zweckmäßig, von Zeit zu Zeit eine gründliche Reinigung und Desinfektion der Ställe vorzunehmen.

11. Geflügelcholera und Hühnerpest.

a. Geflügelcholera.

Wesen und Weiterverbreitung.

Die Geflügelcholera ist eine ansteckende, durch die Geflügelcholerabakterien verursachte, schnell verlaufende Krankheit, die sämtliches Hausgeflügel, namentlich Hühner, Gänse und Enten, befällt.

Die Geflügelcholerabakterien befinden sich im Blute und werden von den erkrankten Tieren mit dem Kote ausgeschieden. Die Ansteckung gesunder Geflügelbestände erfolgt am häufigsten durch den Zukauf fremden Geflügels. Außerdem kann die Seuche durch Kadaver gefallener oder getöteter und durch Abgänge (Blut, Eingeweide, Federn) geschlachteten kranken Geflügels verbreitet werden. Ferner kann sich gesundes Geflügel dadurch anstecken, daß es auf Straßen und Weiden oder in Bäche und Tümpel getrieben wird oder mit Käfigen, Stallgeräten und sonstigen Gegenständen in Berührung kommt, die durch die Ausscheidungen von krankem Geflügel verunreinigt worden sind. Auch von Geflügelausstellungen aus kann die Geflügelcholera verschleppt werden.

Krankheitsmerkmale an den lebenden Tieren.

Die Ansteckung eines Geflügelbestandes macht sich in der Regel zuerst durch plötzlich auftretende Todesfälle bemerkbar. Die Hühner, Gänse, Enten usw. sterben nicht selten plötzlich wie an einer Vergiftung, ohne daß auffälligere Krankheitserscheinungen an ihnen wahrgenommen wurden. Bei genauerer Beobachtung des Bestandes nach dem Auftreten der ersten Todesfälle ist aber zu bemerken, daß einige Tiere matt und traurig sind, die Flügel hängen lassen, gesträubtes Gefieder aufweisen, Krämpfe zeigen und an stinkendem Durchfall leiden. Der entleerte Kot ist zuerst breiig und von weißgelber Farbe, später schleimig und wässerig und von graugrüner Farbe. Durchschnittlich dauert die Krankheit 1 bis 3 Tage und endigt in der Mehrzahl der Fälle mit dem Tode. In vielen Seuchenfällen sterben 90 bis 95 Prozent der erkrankten Tiere. Die Krankheit greift in den angesteckten Beständen in der Regel rasch um sich. Unter gewissen Umständen kann der Verlauf der Seuche aber auch langsamer und milder sein.

Krankheitsmerkmale an den toten Tieren.

Bei gefallenem, getötetem oder geschlachtetem geflügelcholerakranken Geflügel findet man Veränderungen am Darme und an den Lungen sowie am Herzen. Der Darm, namentlich der vorderste Abschnitt, sieht äußerlich in der Regel blaurot aus und läßt nach der Öffnung einen mit Blut untermischten dünnflüssigen Inhalt erkennen; die Schleimhaut ist geschwollen und gerötet. Die Lungen erscheinen dunkelbraunrot und fühlen sich derber an als gewöhnlich. Am Überzuge des Herzens finden sich kleine rote Flecke und zuweilen auch feine, abziehbare Beläge.

b. Hühnerpest.

Wesen und Weiterverbreitung.

Die Hühnerpest ist eine ansteckende, durch einen noch nicht bekannten Ansteckungsstoff verursachte, schnell verlaufende Krankheit, die vom Hausgeflügel nur die Hühner und Truthühner, außerdem die Fasanen befällt.

Der Ansteckungsstoff der Hühnerpest befindet sich im Blute und wird von den erkrankten Tieren mit dem Kote und dem Nasenschleim ausgeschieden. Die Ansteckung gesunder Bestände erfolgt in gleicher Weise wie bei der Geflügelcholera.

Krankheitsmerkmale an den lebenden Tieren.

Hühner, Truthühner und Fasanen, die den Ansteckungsstoff der Hühnerpest aufgenommen haben, erkranken nicht sofort. Es vergeht vielmehr eine bestimmte Zeit (Inkubationszeit), bevor offensichtliche Krankheitserscheinungen hervortreten. Die Inkubationszeit ist verschieden und schwankt meist zwischen 1 bis 3 Tagen. Nach dieser Zeit zeigen die Tiere verminderte Munterkeit; sie verkriechen sich in eine Ecke, sitzen ruhig und teilnahmslos da und leisten dem Ergreifen keinen oder nur geringen Widerstand. Später sträubt sich das Gefieder, die Tiere hocken wie auf einem Neste schlafend und lassen beim Einatmen häufig ein röchelndes Geräusch hören. Beim Aufscheuchen können die Tiere vorübergehend munter erscheinen und wie gesunde Tiere umhergehen. Im weiteren Verlaufe der Krankheit nehmen der Kamm und die Kehllappen eine blaurote Farbe an. Der Kot kann gewöhnliche Festigkeit und Farbe aufweisen, mitunter aber auch dünnflüssig und von grüner Farbe sein. Endlich vermögen sich die Tiere nicht mehr zu erheben, bleiben mit halbgeschlossenen Augen auf einer Stelle sitzen, lassen zuweilen schluchzende Töne hören und gehen unter den Erscheinungen der Lähmung zugrunde. Bei einem Teile der Tiere treten vor dem Tode noch Zwangsbewegungen (sog. Reitbahnbewegung und Rollbewegung) auf. Der Tod erfolgt gewöhnlich binnen 2 bis 4, seltener binnen 6 bis 9 Tagen nach erfolgter Ansteckung. Nur wenige der erkrankten Tiere genesen.

Krankheitsmerkmale an den toten Tieren.

Bei gefallenem, getötetem oder geschlachtetem pestkranken Geflügel zeigt sich kein besonders auffälliger Befund. In der Regel findet man nur Schleim in den Nasenhöhlen und in der Rachenhöhle sowie rote Flecke in den Schleimhäuten der Verdauungswege, namentlich des Drüsenmagens, der Luftwege und des Eileiters.

Anzeigepflicht und Maßnahmen vor polizeilichem Einschreiten bei Geflügelcholera und Hühnerpest.

Wenn ein Stück Geflügel unter den Erscheinungen der Geflügelcholera oder der Hühnerpest, insbesondere bald nach dem Ankauf oder sonstigen Verbringen in einen Bestand, erkrankt, oder wenn mehrere Tiere eines Bestandes Erscheinungen zeigen, die den Ausbruch einer dieser Seuchen befürchten lassen, so ist unverzüglich der Polizeibehörde Anzeige zu erstatten, auch sind die kranken und verdächtigen Tiere von Orten, an denen die Gefahr der Ansteckung fremder Tiere besteht, fernzuhalten. Das gleiche hat zu geschehen, wenn bei einem gefallenen, getöteten oder geschlachteten Tiere die Merkmale der Geflügelcholera oder der Hühnerpest oder des Verdachts einer dieser Seuchen gefunden werden.

Ist Geflügel unter Erscheinungen der Geflügelcholera oder der Hühnerpest gefallen oder wegen Verdachts dieser Seuchen getötet oder geschlachtet worden, so sind die Kadaver bis zur amtstierärztlichen Untersuchung aufzubewahren. Aus Beständen, in denen Geflügelcholera- oder Hühnerpestverdacht besteht, darf Geflügel vor der amtstierärztlichen Untersuchung nicht abgegeben werden.

Verhütung der Einschleppung der Geflügelcholera und der Hühnerpest.

Zum Schutze gegen die Einschleppung der Geflügelcholera und der Hühnerpest empfiehlt sich die Beachtung folgender Vorsichtsmaßregeln:

1. möglichste Vermeidung des Zukaufs von fremdem Geflügel aus Beständen, deren Gesundheitszustand nicht bekannt ist;
2. unschädliche Beseitigung der Abgänge bei Verwendung von fremdem Schlachtgeflügel im Haushalte;
3. Fernhaltung des Geflügels von solchen Straßen, Weiden, Bächen, Tümpeln usw., die von fremdem Geflügel benutzt werden;
4. Fernhaltung der Geflügelhändler von den Gehöften.

Ist der Ankauf von fremdem Geflügel nicht zu umgehen, so ist es ratsam, es etwa 1 Woche lang in einem besonderen Raume abzusperren und erst dann zu dem alten Bestande zu bringen, wenn sich während der angegebenen Zeit Krankheitserscheinungen nicht gezeigt haben. Diese Vorsichtsmaßregel ist auch bei Geflügel zu empfehlen, das sich auf einer Ausstellung befunden hat und wieder in den alten Bestand zurückgebracht werden soll.

12. Tuberkulose des Rindviehs.

Wesen und Weiterverbreitung.

Die Tuberkulose des Rindviehs ist eine ansteckende, durch den Tuberkelbazillus verursachte, langsam (chronisch) verlaufende Krankheit.

Die Tuberkelbazillen erzeugen in den Organen, in denen sie sich ansiedeln, geschwulstartige und geschwürige Veränderungen. Man unterscheidet offene und geschlossene Tuberkulose. Für die Verbreitung der Tuberkulose von Tier zu Tier kommt nur die offene Tuberkulose in Betracht, da bei dieser eine Ausscheidung von Tuberkelbazillen nach außen stattfindet. Offene Tuberkulose ist die äußerlich erkennbare Tuberkulose des Rindviehs, sofern sie sich in der Lunge in vorgeschrittenem Zustand befindet oder Euter, Gebärmutter oder Darm ergriffen hat. Diese Tuberkulose des Rindviehs unterliegt der Anzeigepflicht und veterinärpolizeilichen Bekämpfung (Tuberkulose im Sinne des Gesetzes). Die Ansteckung gesunder Rinder durch Tuberkulose kann erfolgen, wenn sie mit Rindern zusammengebracht oder mit der rohen Milch oder den rohen Milchrückständen (Magermilch, Buttermilch, Molke, Zentrifugenschlamm) von Rindern gefüttert werden, die an Tuberkulose im Sinne des Gesetzes leiden. Durch die rohe Milch und die rohen Milchrückstände solcher Rinder kann die Tuberkulose auch auf Schweine und unter Umständen auch auf den Menschen übertragen werden.[1]

---

[1] Nach § 61 des Viehseuchengesetzes darf die Milch von Kühen, bei denen das Vorhandensein der Tuberkulose im Sinne des Gesetzes festgestellt oder in hohem Grade wahrscheinlich ist, nicht weggegeben oder verwertet werden, bevor sie bis

Krankheitsmerkmale an den Rindern.

Die Krankheitserscheinungen bei der Tuberkulose im Sinne des Gesetzes sind verschieden, je nachdem ein Tier an äußerlich erkennbarer Lungentuberkulose in vorgeschrittenem Zustand oder an äußerlich erkennbarer Euter-, Gebärmutter- oder Darmtuberkulose erkrankt ist.

Bei der äußerlich erkennbaren Lungentuberkulose in vorgeschrittenem Zustand beobachtet man Husten, der ohne nachweisbare Ursache, wie Erkältung auf der Weide oder bei einem Transport, auftritt. Der Husten wird zuerst nur vereinzelt gehört und kann kräftig und voll sein; später tritt er anfallweise auf und wird matt und tonlos. Gleichzeitig macht sich eine Störung der Ernährung bemerkbar, die fortschreitet und schließlich stark in Erscheinung tritt. Ferner verliert das Auge seinen lebhaften Ausdruck (der Blick wird trauernd), das Haarkleid wird rauh, glanzlos und die Haut fest und derb, so daß sie sich schwer von der Unterlage abheben läßt. Außerdem kann sich häufigeres Aufblähen ohne erkennbare Ursache, wie Verabreichung blähend wirkenden Futters, einstellen.

Bei der äußerlich erkennbaren Eutertuberkulose zeigt sich eine harte, schmerzlose, nicht vermehrt warme Anschwellung eines oder mehrerer Euterviertel, ohne daß die Milch aus dem oder den erkrankten Eutervierteln sinnfällig verändert ist oder anfänglich verändert war. An Stelle der mehr gleichmäßigen Anschwellung eines oder mehrerer Euterviertel können auch harte, schmerzlose Knoten im Innern eines oder mehrerer Euterviertel auftreten, die sich erst nach dem Ausmelken beim Durchtasten der Euterviertel bemerkbar machen. Anfänglich kann der Ernährungszustand der Tiere gut sein, später stellt sich gewöhnlich eine fortschreitende Störung der Ernährung ein.

Bei der äußerlich erkennbaren Gebärmuttertuberkulose treten Umrindern oder unregelmäßiges Rindern und Ausfluß aus der Scheide

---

zu einem bestimmten Wärmegrad und für eine bestimmte Zeitdauer erhitzt worden ist. Die Milch der mit Eutertuberkulose behafteten Kühe darf auch nach dem Erhitzen weder als Nahrungsmittel für Menschen weggegeben noch zur Herstellung von Molkereierzeugnissen verwendet werden.

Nach § 28 der Ausführungsvorschriften des Bundesrats zum Viehseuchengesetz ist als ausreichende Erhitzung der Milch anzusehen:
    a) Erhitzung über offenem Feuer bis zum wiederholten Aufkochen;
    b) Erhitzung durch unmittelbar oder mittelbar einwirkenden strömenden Wasserdampf auf 85°;
    c) Erhitzung im Wasserbad, und zwar:
        entweder auf 85° für die Dauer einer Minute
        oder, unter den von der Landesregierung näher zu bestimmenden Voraussetzungen, auf 70° für die Dauer einer halben Stunde.

ohne erkennbare Ursache, wie das Vorliegen von ansteckendem Scheidenkatarrh oder seuchenhaftem Verkalben, ein. Der Ausfluß ist schleimig-eitrig, seltener rein eitrig, nicht übelriechend und in der Regel nur spärlich.

Bei der äußerlich erkennbaren Darmtuberkulose, die sehr selten ist, zeigt sich andauernder Durchfall ohne erkennbare Ursache, wie z. B. die Verabreichung abführend wirkenden Futters. Der Durchfall läßt sich durch entsprechende Behandlung nicht beseitigen, und mit dem Durchfall ist regelmäßig eine starke Störung der Ernährung verbunden.

Auch bei der äußerlich erkennbaren Euter-, Gebärmutter- und Darmtuberkulose kann das Auge seinen lebhaften Ausdruck verlieren, das Haarkleid rauh und glanzlos werden und die Haut feste und derbe Beschaffenheit annehmen. Ferner können mehrere Formen der äußerlich erkennbaren Tuberkulose bei einem Tiere gleichzeitig bestehen.

Anzeigepflicht und Maßnahmen vor polizeilichem Einschreiten.

Zeigt ein Rind die geschilderten Erscheinungen der äußerlich erkennbaren Lungentuberkulose in vorgeschrittenem Zustand oder der äußerlich erkennbaren Euter-, Gebärmutter- oder Darmtuberkulose, so ist unverzüglich der Polizeibehörde Anzeige zu machen, auch ist das Tier von Orten, an denen die Gefahr der Ansteckung fremder Tiere besteht, fernzuhalten.[1]

Verhütung der Einschleppung und freiwillige Maßnahmen zur Bekämpfung.

Die Untersuchung zahlreicher Rindviehbestände auf Tuberkulose hat ergeben, daß Bestände, in die nur selten Tiere zugekauft werden, wenig von Tuberkulose verseucht und oft hiervon völlig frei sind. Diese Feststellung zeigt, in welchem Maße mit dem Zukauf fremder Rinder die Gefahr der Einschleppung der Tuberkulose in einen Bestand verbunden ist. Es empfiehlt sich daher jedenfalls für die Besitzer von Zuchtvieh, Milchvieh und anderem wertvolleren Rindvieh, Tiere erst nach tierärztlicher Untersuchung anzukaufen oder doch erst nach solcher Untersuchung in den allgemeinen Rindviehstall zu bringen.

---

[1] Bezüglich der Absonderung der Rinder, bei denen das Vorhandensein der Tuberkulose im Sinne des Viehseuchengesetzes festgestellt oder in hohem Grade wahrscheinlich ist oder bei denen der einfache Verdacht dieser Tuberkulose festgestellt ist, besagen die Ausführungsvorschriften zum Viehseuchengesetze: Es kann genehmigt werden, daß die Absonderung dort, wo ein besonderer Raum nicht zur Verfügung steht, durch Unterbringung in einem abgegrenzten Teile des gemeinsamen Stalles oder durch Aufstellung an einem Stallende, wenn tunlich unter Freilassung des benachbarten und etwaiger unmittelbar gegenüberliegender Stände, bewirkt wird.

Ferner hat die Erfahrung gelehrt, daß in Rindviehbestände, die völlig frei von Tuberkulose waren, die Krankheit dadurch eingeschleppt worden ist, daß an die Kälber rohe Magermilch und sonstige rohe Milchrückstände aus Sammelmolkereien verfüttert worden sind. Wesentlich mit Rücksicht hierauf ist durch die Ausführungsvorschriften zum Viehseuchengesetz angeordnet, daß Milch und Milchrückstände aus Sammelmolkereien nur nach vorheriger ausreichender Erhitzung als Futtermittel für Tiere abgegeben oder als solche im eigenen Betriebe verbraucht werden dürfen. Die Landesregierung ist befugt, Ausnahmen von dem Erhitzungszwange für solche Molkereien zuzulassen, deren Viehbestände einem staatlich anerkannten Tuberkulosetilgungsverfahren unterworfen sind. Der Besitzer vermag mit Hilfe von Guajaktinktur nach Anleitung durch einen Tierarzt selbst zu untersuchen, ob die aus einer Sammelmolkerei zurückgelieferte Milch wiederholt aufgekocht oder auf 85° erhitzt worden ist (vgl. die Fußnote auf S. 51) oder nicht.

Ist Tuberkulose in einen Bestand eingeschleppt, so empfehlen sich folgende freiwilligen Maßnahmen zur Tuberkulosebekämpfung:

1. regelmäßige, von Zeit zu Zeit stattfindende tierärztliche Untersuchung des ganzen Rindviehbestandes mit daran sich anschließender bakteriologischer Prüfung von Ausscheidungen verdächtiger Tiere zur Ermittlung und alsbaldigen Ausmerzung der mit äußerlich erkennbarer Tuberkulose behafteten Tiere;
2. regelmäßige, möglichst oft zwischen den tierärztlichen Untersuchungen stattfindende bakteriologische Prüfung von Gesamtmilchproben des Rindviehbestandes;
3. tuberkulosefreie Aufzucht der Kälber.

Die regelmäßige tierärztliche Untersuchung des Rindviehbestandes und die regelmäßige bakteriologische Prüfung von Gesamtmilchproben sind wichtige Mittel zur baldigen Ermittlung solcher Rinder, bei denen äußerlich erkennbare Tuberkulose in der Entwicklung begriffen ist.

Zur tuberkulosefreien Aufzucht ist zu bemerken, daß weitaus die größte Zahl der Kälber auch in tuberkulösen Beständen tuberkulosefrei geboren wird — kaum 1 Prozent der neugeborenen Kälber ist mit Tuberkulose, und zwar mit geschlossener Tuberkulose behaftet — und daß man die Tiere tuberkulosefrei aufziehen kann, wenn man sie vom zweiten Lebenstage an von ihren Müttern trennt[1]) und von diesem Tage an nur

---

[1]) Zur Trennung sind die Kälber in einem Stalle unterzubringen, in dem sich noch niemals Rinder befunden haben, z. B. in einem früheren Schaf- oder Pferdestalle. Steht ein solcher Stall nicht zur Verfügung, so ist ein früherer Rinderstall, der von dem Hauptrindviehstalle getrennt ist, oder eine durch eine Abschlußwand getrennte Abteilung des Hauptrindviehstalls nach vorheriger Desinfektion als Kälberstall einzurichten. Die Des-

mit ausreichend erhitzter Milch (vgl. Fußnote zu S. 51) ernährt.¹) Wird die erhitzte Milch von einem Kalbe schlecht vertragen, so kann die Ernährung statt mit erhitzter mit roher Milch einer Kuh erfolgen, die gut genährt ist, ein gleichmäßig weiches, knotenfreies Euter besitzt und auch im übrigen von tuberkuloseverdächtigen Erscheinungen frei ist. Bei Ernährung der Kälber mit aufgekochter oder auf 85° erhitzter Milch empfiehlt es sich, daß der Besitzer oder sein Vertreter die Durchführung der Erhitzung der Milch mit Guajaktinktur prüft.

Die tuberkulosefrei aufgezogenen Kälber sind mit Tuberkulin zu prüfen und die reagierenden zu schlachten oder jedenfalls von der Zucht auszuschließen. Die Prüfung mit Tuberkulin dient zur Ermittlung der mit angeborener Tuberkulose behafteten Tiere und als Kontrolle, ob die tuberkulosefreie Aufzucht richtig erfolgt ist.

Die tuberkulosefrei aufgezogenen, bei der Prüfung mit Tuberkulin nicht reagierend befundenen Kälber können zur Grundlage einer tuberkulosefreien Zucht gemacht werden, indem sie dauernd getrennt gehalten und nicht wieder in den alten Bestand zurückgebracht werden.

---

infektion ist nach tierärztlicher Anweisung und möglichst unter tierärztlicher Aufsicht auszuführen.

¹) Am ersten Lebenstage müssen die Kälber die Kolostralmilch (Biestmilch) erhalten, weil sie sonst leicht an schweren Darmkatarrhen erkranken.

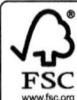

MIX
Papier aus verantwortungsvollen Quellen
Paper from responsible sources
FSC® C105338

If you have any concerns about our products,
you can contact us on
ProductSafety@springernature.com

In case Publisher is established outside the EU,
the EU authorized representative is:
Springer Nature Customer Service Center GmbH
Europaplatz 3, 69115 Heidelberg, Germany

Printed by Libri Plureos GmbH
in Hamburg, Germany